Veronika Kleibel, Catherine Urban-Huser (Hg.)
Caring – Pflicht oder Kür?
Gestaltungsspielräume für eine fürsorgliche Pflegepraxis

Geleitwort

Hanna Mayer

Die Pflege zu Beginn des dritten Jahrtausends präsentiert sich augenscheinlich völlig anders als noch vor 100 Jahren. Pflege ist von der reinen Berufung (der Frau) zum Beruf geworden, das Wort „professionell" taucht immer häufiger im Zusammenhang mit der Pflege auf und man versucht damit, die berufliche Tätigkeit der Pflegenden von der sogenannten Laienpflege abzugrenzen. Weg von der umsorgenden, sich aufopfernden Schwester hin zum kompetenten Pflegeprofi, der auf dem Hintergrund wissenschaftlicher Erkenntnisse evidenzbasiert seinen Beruf ausübt. Pflege wird geplant, beforscht, standardisiert und klassifiziert und doch ... was macht gute Pflege nun wirklich aus? Fragt man die PatientInnen danach, was sie als gute Pflege erlebt haben, so stößt man immer wieder auf Sätze wie „Die Schwestern waren sehr lieb" oder „Sie waren alle sehr nett und freundlich" oder „Sie haben sich gut um mich gekümmert" oder „ Ich habe mich gut aufgehoben gefühlt" oder „Ich habe mich gut umsorgt gefühlt" oder „Ich war in guten Händen". Aussagen, die nicht, oder nicht ganz unseren Erwartungen entsprechen, wo wir doch unsere professionelle Kompetenz sichtbar machen wollen und diese nicht auf „lieb sein" oder „sich kümmern" reduziert sehen wollen. Der Albtraum jeder Wissenschafterin, wenn sie sich auf die Suche nach dem, was PatientInnen unter Pflegequalität verstehen, macht. Man denkt sich dabei immer wieder, das kann es doch nicht sein, aber – was steckt dahinter? Was macht denn pflegerische Kompetenz, so wie sie auch von den PatientInnen wahrgenommen wird, nun wirklich aus? Nur alleine die Tatsache, dass wir richtig Infusionen verabreichen oder die Temperatur messen oder ein Leintuch faltenfrei spannen können? Die Tatsache, dass wir uns auf wissenschaftliche Evidenz der Wirkungsweise einzelner pflegerischer Handlungen berufen können? Können wir kompetent pflegen ohne uns auf den anderen Menschen einzulassen? Ohne eine Beziehung zu ihm aufzubauen? Ohne für ihn da zu sein? Aber was heißt das für eine professionelle Tätigkeit?

All diese Frage führen zwangsläufig zu einem Begriff, nämlich zu „Caring". Dieser Begriff, so kann man aus den empirischen Arbeiten und Publikationen ersehen, taucht periodisch immer wieder im pflegerischen Diskurs auf, auch wenn die Auseinandersetzung damit in den 90er-Jahren des 20. Jahrhunderts am ausführlichsten war. Immer dort, wo es zu tiefergehenden Überlegungen zum Wesen professioneller Pflege geht, kommt man (anscheinend) nicht darum herum, die Debatte wieder aufzunehmen und sich mit dem Begriff, den dahinterliegenden Konzepten, den theoretischen und empirischen Befunden, den ethischen Überlegungen auseinanderzusetzen. Ich greife immer wieder gerne auf die Worte von Silvia Schmidt aus dem Jahre 1994 zurück, die in der Einleitung zu einer ihrer Arbeiten über Caring geschrieben hat: *„Bald wurde mir bewußt: Caring ist ein Grund, warum ich den Pflegeberuf ergriffen habe. Caring hat mich bis heute in diesem Beruf gehalten. Caring ist für mich dasjenige Phänomen, das Pflege wirksam macht, den Wert und die Faszination von Pflege ausmacht."* (Schmidt 1994, S. 1).

In einem der weltweit zentralen Werke zu Beschreibung der Pflege als Disziplin führt die Autorin Afaf Meleis vier zentrale Definitionsmerkmale an, die die Perspektive der Pflege als Disziplin bestimmen und eines davon ist *„caring relationships that nurses and patients develop"* (Meleis 2007, S. 456). Caring ist als ein zentraler Bestandteil dessen, was Pflege theoretisch und praktisch ist (Meleis trennt an sich weder Wissenschaft und Praxis, noch Theorie und Praxis, sie spricht immer von der Disziplin der Pflege an sich und allumfassend), was den Kern, die Domäne dieser Disziplin ausmacht. Meleis spricht dann von der Kunst der Pflege (des Pflegens), wenn Pflegende fähig sind, Bedeutungen zu erfassen, Verbindungen mit den PatientInnen aufzunehmen, Pflegetätigkeiten „kunstfertig" auszuführen und den Verlauf von Handlungen mitzubestimmen (d.h. Entscheidungen zu treffen). – Also: keine Pflege und schon gar keine professionelle Pflege ohne den Anteil der Sorge für die PatientInnen, der Fürsorge.

Auch wenn, wie bereits vorher erwähnt, beobachtet werden kann, dass die Debatte um Caring immer wieder Konjunkturen aufweist, so sagt schon der Begriff „Konjunktur" aus, dass es immer wieder auch Talsohlen gibt, Zeiten, wo nicht darüber debattiert oder geforscht wird, wo andere Phänomene den theoretischen Diskurs und die Instrumentarien und offiziellen Praktiken der Pflege bestimmen. Gerade in den letzten Jahrzehnten vermisst man die aktive, kritische, laute und dadurch an Wichtigkeit und Einfluss gewinnende Debatte um Caring. Ist es, weil es selbstverständlich geworden ist? Oder weil es „halt auch dazugehört" aber doch so etwas Irrationales, wenig Messbares ist und daher der Augenmerk auf die „wirklichen" (oder

„harten") Outcomes von Pflege gelegt wird? Weil es keine „Evidenz" gibt, dass Caring etwas Wichtiges ist? Oder weil man allgemein einen Rückgang der Debatte um theoretische Grundlegungen der Pflege, wie Moers, Schaeffer und Schnepp 2011 beschrieben haben, feststellen kann? Oder fürchtet man sich wieder (oder immer noch), damit das Bild der altruistischen, aufopfernden, sich unterordnenden, unwissenschaftlichen, „unprofessionellen" Krankenschwester heraufzubeschwören, dass wir längst in der Truhe der Geschichte der Pflege verpackt und somit der Vergangenheit übergeben haben? Aber bleibt nicht trotzdem eine Lücke? Es gibt im Pflegealltag etwas, das sich nicht verdrängen und verleugnen lässt, aber auch nicht (weg) rationalisieren und schon gar nicht standardisieren. Dieses etwas ist es, das viel von dem ausmacht, ob die PatientInnen gute oder schlechte Pflege erleben. Um dieses Etwas nicht als ewigen Geist in der Pflege herumschweben zu lassen, der entweder verleugnet oder mystifiziert wird, lohnt es sich, sich mit dem, was Caring genannt wird, auseinanderzusetzen, da das, was Pflege ausmacht, sonst nie wirklich vollständig beschrieben werden kann. Der Diskurs um Caring muss lebendig bleiben, Caring muss sich als theoretische Konzeption, als ethische, moralische Anforderung, als pflegerische Tätigkeit, als Qualitäts- und „Outcomekriterium" guter Pflege, weiterentwickeln können, um professionelle Pflege beschreiben, argumentieren, darstellen und gegebenenfalls auch messen zu können. Caring ist nicht das einzige Thema, das dem Pflegeberuf weiterhilft, eine eigene, professionelle Identität zu finden, aber es ist ein zentrales, das auch nicht ausgespart werden darf.

Insofern bin ich sehr froh, dass diese Tagung sich des Themas „Caring" annimmt, dass es ausgezeichnete, wissenschaftlich hochwertige und zugleich doch so praktisch „nutzbare" Beiträge hochrangiger ReferentInnen gibt und hoffe, dass dadurch der Diskurs um Caring in Theorie und Praxis wieder neuen Schwung bekommt.

Gerade bezüglich der Entwicklung von Wissenschaft und Forschung ist zu sagen, dass das Wissen, das wir erlangen, in der Umsetzung immer mit zwischenmenschlicher Zuwendung gekoppelt sein muss, um für den Patienten wertvoll zu werden. Sorge ohne Wissen ist in der Pflege wirkungslos, aber Wissen, das vom Prinzip der Sorge getrennt ist, kann gefährlich werden. Denn „echtes menschliches Expertentum basiert auf Sorge. [...] Sorge muß daher die Ziele der Krankenpflege prägen." (Benner/Wrubel 1997, S. 421)

Literaturverzeichnis

Benner, P./Wrubel, J. (1997): Pflege, Streß und Bewältigung. Gelebte Erfahrung von Gesundheit und Krankheit. Bern: Hans Huber.

Meleis, A.I. (2007): Theoretical Nursing. Development and Progress; Chapter 6: The Discipline of Nursing: A Perspective, a Domain and Definitions. LWW: Philadelphia.

Moers, M./Schaeffer, D./Schnepp. W. (2011): Too busy to think? Essay über die spärliche Theoriebildung der deutschen Pflegewissenschaft. In: Pflege, 24(6): S. 349–360.

Schmidt, S. (1994): Caring – ein beständiger und professioneller Pflegeinhalt. Diplomarbeit Kaderschule für die Krankenpflege Aarau, Höhere Fachausbildung in Pflege Stufe II/Kurs 3, November 1994.

Inhaltsverzeichnis

Geleitwort
Hanna Mayer 5

Vorwort
Veronika Kleibel, Catherine Urban-Huser 11

**Plädoyer für eine widerständige Care-Praxis –
Zur Entwicklung von Care-Ethiken im internationalen
Vergleich und ihrem Status in der Pflege**
Helen Kohlen 15

**Zuerst der Patient!
Caring und konsequente Patientenorientierung –
eine zukunftswichtige Kombination**
*Rebecca Spirig, Katja Bruni, Mirjam Meier, Philipp Meyer Hänel,
Diana Staudacher* 27

**Caring – privates Engagement oder definierte Aufgabe
der Stationsleitung?**
Margit Partoll 39

**Professionalisierung und Caring – passt das überhaupt
zusammen?**
Heiner Friesacher 55

**Caring – ein Stiefkind in der deutschsprachigen
Pflegewissenschaft?**
Wilfried Schnepp 72

Über die AutorInnen und Herausgeberinnen 83

Vorwort

Veronika Kleibel, Catherine Urban-Huser

Dieser Tagungsband wird anlässlich der Fachtagung „Caring – Pflicht oder Kür? Gestaltungsspielräume für eine fürsorgliche Pflegepraxis", welche am 26. November 2015 am Campus Rudolfinerhaus in Kooperation mit dem Österreichischen Krankenpflegeverband-Förderverein stattfindet, herausgegeben. In der vorliegenden Publikation sind die Beiträge der ReferentInnen bis auf eine Ausnahme nachzulesen. Der Gedanke ist, auch diejenigen Personen anzusprechen, die an der Tagung nicht teilnehmen konnten.

Der Campus Rudolfinerhaus Wien veranstaltet seit Jahren Fachtagungen zu aktuellen Themen in der Pflege und widmet sich 2015 dem Thema Caring in der Pflege, ein vieldeutiger Begriff, der fürsorgliches Handeln mit all seinen Facetten in Beziehung mit kranken und pflegebedürftigen Menschen meint. Der Begriff des „Caring" scheint schwer fassbar und hat je nach Kontext unterschiedliche Bedeutung. Ist er im englischsprachigen Raum ein selbstverständlicher Begriff in der Pflege, gibt es in der deutschen Sprache kein gleichwertiges entsprechendes Wort dafür und wird unterschiedlich übersetzt. Dabei werden Begriffe wie „Fürsorge", „Sorge" in verschiedenen Kombinationen wie „pflegekundige Sorge" (Schnepp 1999), „fürsorgliche Zuwendung" (Conradi 2010, S. 92), „pflegerische Sorge" (Stemmer 2003) usw. verwendet.

Auch wenn über das Konzept des Caring im deutschsprachigen Raum kaum direkt öffentlich gesprochen bzw. publiziert wird, kommt diese fürsorgliche Pflegepraxis implizit vor, wird von vielen Pflegenden gelebt und als Kernaufgabe und Motivator erlebt.

Unsere Zeit ist durch Ökonomisierung geprägt, die den Pflegebereich im Besonderen durch Personaleinsparungen und den steigenden Zeitdruck trifft. Studien weisen darauf hin, dass professionell Pflegende bei Zeitmangel zuerst Gespräche mit PatientInnen und Maßnahmen zur Förderung des Wohlbefindens weglassen und sich mehr auf die Durchführung medizinischer Maßnahmen konzentrieren (Aiken et al., 2013, S. 146). Die notwendig gewordenen Aufgaben- und Rollenverteilungen im Gesundheitswesen verlangen vermehrt Skill- und Grademix. Pflegepersonen meinen, durch die dabei entstehende aufgabenorientierte Pflegeform kann eine fürsorgliche Pflegepraxis kaum mehr gewährleistet werden (Doherty 2009, S. 1140). Sie sehen sich immer mehr im Spannungsfeld zwischen dem Anspruch Caring zu leben und der Wirklichkeit.

Vor diesem Hintergrund stellt sich folgende Frage: Ist Caring eine unabdingbare Grundlage der Pflege oder ein vernachlässigbares Detail? Caring – Pflicht oder Kür?

Ziel der Fachtagung ist es, Caring ins Bewusstsein zu rücken, den Stellenwert des Konzepts zu diskutieren, die heutigen Herausforderungen aufzugreifen und eventuelle Lösungsansätze für eine neue fürsorgliche Pflegepraxis in unserem Kulturraum zu finden. In diesem Band kommen Pflegende aus dem Bereich des Managements, der Ethik und der Wissenschaft zu Wort und diskutieren die Fragen aus ihrem jeweiligen Blickwinkel.

Der erste Beitrag gibt einen Überblick über die Entwicklung von Care-Ethiken im internationalen Vergleich und plädiert für eine widerständige Care-Praxis, in der die AkteurInnen Machtstrukturen, Ungleichheiten und Konflikte ansprechen und die fürsorgliche Pflegepraxis unter allen Umständen verteidigen.

Wie Caring in einem Krankenhaus aus Sicht des Pflegemanagements gelingen kann und welche Führungsqualitäten und Instrumente dafür als Unterstützung dienen können, ist den beiden darauffolgenden Beiträgen zu entnehmen.

Der Frage, ob Caring und professionelle Pflege überhaupt zusammenpassen, widmet sich der anschließende Beitrag. Der Autor sieht Caring als festen Bestandteil professionellen Handelns. Für ihn stellt die direkte Pflege, wie z. B. die Körperpflege, den eigentlichen und komplexen, weil ethisch herausfordernden Kern der Pflege dar, auch wenn andere diese scheinbar einfachen Handlungen abwertend als „Grundpflege" sehen, die an Hilfsberufe delegiert werden kann.

Im letzten Beitrag beschäftigt sich der Autor aus pflegewissenschaftlicher Perspektive kritisch mit dem Begriff und den Pflegetheorien von Caring und betont, wie wichtig es ist, durch Pflegeforschung zu empirischen Ergebnissen über Caring in der Pflegepraxis zu gelangen.

Dieser Fachtagungsband kam durch die Zusammenarbeit vieler Personen zustande. Wir bedanken uns im Besonderen bei den ReferentInnen für die Beteiligung an der Tagung und für die Bereitschaft, die Referate für diesen Band im Vorfeld zur Verfügung zu stellen, sowie beim Facultas Verlag für die konstruktive Zusammenarbeit. Besonderer Dank für die Unterstützung gilt dem „Billroth-Verein zur Förderung der Pflegeforschung am Rudolfinerhaus".

Literaturverzeichnis

Aiken, Linda H./Sloane, Douglas M./Bruyneel, Luk/Van den Heede, Koen/Sermeus, Walter/RN4CAST Consortium (2013): Nurses' reports of working conditions and hospital quality of care in 12 countries in Europe. In: International Journal of Nursing Studies 50, 143–153.

Conradi, Elisabeth (2010): Ethik und Politik. Wie eine Ethik der Achtsamkeit mit politischer Verantwortung verbunden werden kann. In: Remmers, Hartmut/Kohlen, Helen (Hg.) (2010): Bioethics, Care and Gender. Göttingen: V&R unipress, S. 91–117.

Doherty, Carole (2009): A qualitative study of health service reform on nurses' working lives: Learning from the UK National Health Service (NHS). In: International Journal of Nursing Studies 46, 1134–1142.

Schnepp, Wilfried (1996): Pflegekundige Sorge. In: Pflege & Gesellschaft, 1(2), S. 13–16.

Stemmer, Renate (2003): Zum Verhältnis von professioneller Pflege und pflegerischer Sorge. In: Deutscher Verein für Pflegewissenschaft e. V. (2003): Das Originäre der Pflege entdecken. Pflege beschreiben, erfassen, begrenzen. In: Pflege & Gesellschaft, Sonderausgabe Fachtagung 2002. Frankfurt/Main: Mabuse, S. 43–62.

Plädoyer für eine widerständige Care-Praxis – Zur Entwicklung von Care-Ethiken im internationalen Vergleich und ihrem Status in der Pflege

Helen Kohlen

Einleitung

Finanzpolitische Entscheidungen veranlassen, dass vor allem die Pflegeeinrichtungen immer stärker unter Ökonomisierungsdruck geraten. Mangel und Missstände werden zunehmend in diesen Bereichen deutlich. Die Pflegequalität und damit verbunden eine Care-Praxis werden zunehmend aufgrund eines steigenden Personalmangels, Raum- und Zeitmängel in Frage gestellt (Kohlen 2009). Studienergebnisse zum Ethos fürsorglicher Praxis weisen darauf hin, dass das Qualitätsproblem im Kern mit der Anwendung der herrschenden Zeitökonomie auf die Pflegesituation zusammenhängt, die deren Eigenzeiten widerspricht. Menschliche Wachstumsprozesse, Heilungsprozesse und ganz besonders der langsame Prozess abnehmender Lebenskraft am Ende des Lebens können im Rahmen von Effizienzkalkülen für aufgewendete Zeit zur Pflege kaum berücksichtigt werden (Senghaas-Knobloch 2008, S. 78). Schließlich stoßen alle betrieblichen Bemühungen, den Zeitaufwand und die Kosten für Pflege durch Entmischung der Tätigkeiten, durch Technisierung und Standardisierung zu verringern, an Grenzen der Humanität und der Menschenwürde.
Angesichts des demographischen Wandels und einer damit verbundenen zentralen Frage „Wer pflegt wen?" (Kohlen 2010) hat der Caring-Diskurs beziehungsweise Sorge-Diskurs (Klie 2014) sowie Hilfe-Diskurs (Dörner 2007) schließlich auch Eingang in deutsche gerontologische Debatten gefunden. Wenn auch weiterhin im Rahmen ethischer Diskurse im Gesundheitswesen die Autonomie des Menschen als ein zentraler Wert diskutiert wird, wie es beispielsweise in gesundheitspolitischen, ethischen und rechtlichen Debatten zum Thema Patientenverfügung deutlich geworden ist, so findet parallel spätestens seit Mitte der 1980er-Jahre vor allem in den Feldern des Erziehungs- und Bildungswesens eine internationale Care-Debatte statt (Kohlen 2009, 2008). Ein Diskurs in der Pflegewissenschaft hat bisher

in deutschsprachigen Ländern nicht stattgefunden, wenngleich von einzelnen AkteurInnen das Caring-Konzept aufgegriffen wurde. Vertiefend hat sich Silvia Käppeli in ihrer Habilitationsschrift, veröffentlicht unter dem Titel „Vom Glaubenswerk zur Pflegewissenschaft, Geschichte des Mitleidens in der christlichen, jüdischen und freiberuflichen Krankenpflege" (2004), mit dem Caring-Konzept auseinandergesetzt. In meiner Dissertation habe ich im Rahmen meiner Auseinandersetzung mit der Entwicklung Klinischer Ethikkomitees theoretische Ansätze der Care-Ethik als mögliche Denkrahmen im Kontrast zu pragmatischen Modellen der Prinzipienethik identifiziert (Kohlen 2009).

Care(-Ethik) – Semantik und historische Wurzeln

In der deutschen Sprache existiert kein Begriff, der dem englischen care in der ganzen Spannbreite entsprechen würde. Während „sorgen" wesentliche Aspekte von „to care" (einerseits emotional „sich sorgen um", andererseits kompetent helfend handeln „sorgen für") ausdrückt, assoziiert man mit dem Substantiv „Sorge" oft bedrückende Gefühle. In der deutschsprachigen Pflegeliteratur wird Care u. a. mit pflegerischer Sorge (Stemmer 2003) und pflegekundiger Sorge (Schnepp 1996) gleichgesetzt.
Negativ konnotiert hat care die Bedeutung von Überwachung, Pflicht, Mühe und Last. Care wird häufig mit Abhängigkeit in Verbindung gebracht, Autonomie hingegen mit Freiheit. Doch wer möchte schon abhängig statt frei sein? Negative Assoziationen entstehen auch bei einer Gegenüberstellung von caring und curing. Die historisch und inhaltlich nachweisbare Aufspaltung zwischen männlich zugewiesenen Ideen des Heilens, begrifflich gefasst als cure, und weiblich zugewiesenen Ideen des Pflegens, begrifflich gefasst als care, können auch als soziale Klassenunterschiede aufgefasst werden: Wenn Cure (und auch Autonomie) eine direkte Beziehung zu Macht und Kontrolle in Verbindung mit hohem gesellschaftlichen Status und zumeist männlich definiertem Aufgabenspektrum zugeschrieben wird, so wird Care mit weiblichen Zügen von Abhängigkeit und Weisungsgebundenheit assoziiert.
Positiv konnotiert meint Care Pflege, Obhut, Fürsorge, Betreuung, Achtsamkeit, Zuwendung, akzentuiert Vorsicht und Taktgefühl. Sowohl die Sorge um andere als auch die Selbstsorge ist dabei im positiven Sinne impliziert. Eine ausdrücklich christliche Dimension erhält Care im Begriff Caritas.

Historisch betrachtet ist das pflegerische und auch ärztliche Ethos von seinen Wurzeln her ein Ethos der Fürsorge, nicht der Autonomie. Im hippokratischen Eid finden sich bereits zwei der vier Prinzipien der modernen Prinzipienethik, nämlich *beneficience* (Wohltun) und *non-maleficience* (Nichtschaden), Autonomie hingegen kommt nicht vor. Mit der Geburt beginnt ein Leben in gegenseitiger Abhängigkeit. Wachstum und Entwicklung sind nur möglich, wenn Fürsorge praktiziert wird. In einigen Bereichen des Lebens bedürfen alle Menschen der Fürsorge. Während Neugeborene und heranwachsende Kinder von einer verlässlichen Bindung und Beziehung abhängig sind, sind im Erwachsenenalter insbesondere hilfsbedürftige kranke sowie behinderte und (hoch-)betagte Menschen auf Zuwendung und kompetente Pflegepraxis angewiesen (Kohlen 2009). Weil Fürsorgearbeit – zumindest in westlichen Gesellschaften – im Verlaufe des letzten Jahrhunderts immer stärker institutionalisiert wurde, ist Fürsorge nicht länger eine private Tätigkeit, genauso wenig wie die Pflege.

Wer den Begriff *ethics of care* prägte, ist nicht bekannt, wohl aber, wo dieser zuerst genannt wurde: in den frühen sozialwissenschaftlichen Kritiken von Carol Gilligans Studien zu Beginn der 1980er-Jahre. Hier ist auch der Beginn der Debatte um eine Care-Ethik anzusiedeln. Die amerikanische Entwicklungspsychologin betrachtet Care als eine umfassende Perspektive der Verbundenheit und bezeichnet es als Moralverständnis, das einen Rahmen für moralische Entscheidungen gibt. Ihre Studien (Interviewserien) haben nicht nur ein empirisches Fundament für eine theoretische Auseinandersetzung einer ethics of care geboten, sondern auch eine lebhafte Diskussion über das Verhältnis der postulierten Fürsorge- zu einer Gerechtigkeitsperspektive angestoßen. In ihrem zentralen Werk „Die andere Stimme" (1988) weist sie die Möglichkeit eines unparteilichen moralischen Standpunkts zurück und zeigt die Abhängigkeit moralischer Urteile von jeweiligen situativen und relationalen Kontexten.

Zur Rezeption der Care-(Ethik)-Debatte im internationalen pflegewissenschaftlichen Diskurs

Seit Mitte der 1980er-Jahre wird vermehrt das Konzept Caring im angelsächsischen Sprachraum und spätestens seit den 1990er-Jahren in den skandinavischen Ländern, in Belgien sowie in den Niederlanden diskutiert.

Helen Kohlen

Carol Gilligans Buch „In a different voice" regte die Forderung nach einer Ethik an, die die Lebenswelt und die Erfahrungen von Frauen einbeziehen. Hierzu gehören auch diejenigen Berufe, die fast ausschließlich von Frauen ausgeübt werden, wie der Pflegeberuf.

In der US-amerikanischen pflegewissenschaftlichen Literatur wird zur Beschreibung der Arbeit des Pflegepersonals mit den PatientInnen meist der Begriff des ‚caring' (Fürsorge) verwendet. Es ist der zentrale Begriff in der Selbstbeschreibung der Pflege, und das zentrale Konzept, wenn es um das Selbstverständnis der Pflegenden in Hinblick auf ihre Aufgabe geht (vgl. Chambliss 1996, S. 63).

In der Pflegewissenschaft wurden vor allem feminin konnotierte Care-Ethiken rezipiert, insbesondere der Ansatz von Nel Noddings (1984), die spezifisch weibliche „Werte" sowie Intuition in der moralphilosophischen Debatte berücksichtigt wissen will.

Als Pflegewissenschaftlerin und Anthropologin gilt Leininger als Begründerin einer transkulturellen Pflegekonzeption. Bereits seit den 1960er-Jahren hat sie Caring aus einer ethnologischen Perspektive erfasst und ihr Studium der Kulturtheorien führte sie zur Erkenntnis, dass Menschen (universell) durch Sorge geleitete und von tätiger Sorge geprägte Wesen sind. Caring sei die Voraussetzung für menschliches Überleben und Voraussetzung für Heilung und Krankheit. Care gilt für Pflege als Hauptmotiv zur Pflege und als ihr wichtigstes Element. In etwas nebulösen Ausformulierungen konzipiert Jean Watson Caring als transzendentes Beziehungshandeln. Caring werde zwar innerhalb der Pflege durch physische Akte vermittelt, impliziere allerdings den mind-body-spirit. Silvia Käppeli hat sich in ihrer Habilitationsschrift mit Watsons Ansatz auseinandergesetzt und versteht ihr Ziel darin, „[...] die feminin-caring-healing Energie der Pflegenden als Archetypus wieder zu entzünden, nachdem er im Laufe des 20. Jahrhunderts unter dem männlichen Archetypus der Naturwissenschaft fast erlöscht sei" (Käppeli 2004, S. 331).

Die Pflegeethikerin Sara T. Fry betrachtet Caring als konstitutives Element professioneller Pflege, das es zu verteidigen gilt. Sie hat ein explizit feminines Verständnis von Care und sieht Caring als ethisches Ideal für den Pflegeberuf (Fry 1989). Fry äußert sich besorgt, dass eine ethics of caring in einer Pflege, die von Pflegenotstand gekennzeichnet ist und durch monetäre Anreize reguliert wird, nicht überleben könne. Pflegende sollten selbst darauf bestehen, dass Caring zentral für die Profession ist. Entsprechend sollten Pflegende ausreichend Zeit fordern, die sie benötigten, damit Care sich überhaupt entfalten könne.

Patricia Benner und Judith Wrubel bezeichnen caring als „basic way of being in the world" (1989, S. 398). Der Sorge gebührt ihrem Verständnis nach die primäre Rolle, weil sie die Chance bietet, Hilfe zu leisten und Hilfe anzunehmen. Erst durch eine von Sorge geprägte Beziehung erwächst das Vertrauen, das es der umsorgten Person möglich macht, die angebotene Hilfe auch anzunehmen und sich umsorgt zu fühlen. Care, verstanden als sorgende Haltung, bilde die Basis der Pflegepraxis. Denn in der pflegerischen Praxis gehe es häufig um Menschen in existenziellen Krisen. Die Sorge sei hier die wesentliche Voraussetzung einer jeden erfolgreichen Bewältigung von Krisen. Für Benner handelt es sich bei einer sachgerechten Ausübung von Techniken und einer Erledigung von Aufgaben nicht wirklich um eine Pflegepraxis, solange kein fürsorgliches Engagement für die Beziehung darin eingebettet ist (Benner 1997).

Bemerkenswert an den Rezeptionen in der Pflegewissenschaft ist, dass feministische Care-Ansätze, das heißt solche, die Machtfragen und Fragen von Ungleichheit in den Blick nehmen (beispielsweise Conradi 2001, Tronto 1993), ignoriert wurden. Sie bilden eine Grundlage für die Kritik an den oben skizzierten Ansätzen. Denn, werden Machtfragen (politische Fragen) und Fragen der Zuständigkeiten sowie Verteilung von Verantwortlichkeiten nicht gestellt, kann Caring leicht eine Überforderung für Pflegende bedeuten. Care-Praxis beruht auf Kompetenz und Expertise. Institutionelle sowie strukturell-kulturelle Rahmenbedingungen bedingen ihre Umsetzung.

Care (-Ethik) als Praxis und Pflege

Care kann wohl am besten als Praxis konzeptionalisiert werden.[1] Die Auffassung, Care als Praxis zu verstehen, ist etwas anderes als ein Verständnis von

---

[1] Ich bin mir der Ideologie um die Fürsorge und der Kritik bewusst, die an der feministischen Care-Ethik geübt wurde: Die Unmöglichkeit Probleme zu thematisieren; das Problem der Ausbeutung, wenn es die Fürsorgenden betrifft; die Schwierigkeit als Fürsorgender Integrität zu bewahren; die Gefahr die Mutter-Kind-Dyade als normatives Paradigma zwischenmenschlicher Beziehungen zu konzipieren; und das Problem soziale Gerechtigkeit zwischen sich relativ Fremden im großen Umfang sicherzustellen (Carse, Nelson 1996). Weil ich mich mit Fürsorgepraktiken beschäftige, werde ich auf diese Debatte nicht weiter eingehen.

Care im Sinne von Sorgen als eine Existenzweise, wie beispielsweise Thomas Klie (2014, S. 117–118) mit Hinweis auf die Philosophie Martin Heideggers einräumt. Care als Praxis ist weder eine rein geistige, noch eine lediglich automatische und physische Tätigkeit, sondern eine Kombination vieler aufeinander abgestimmter fürsorglicher Praxen des menschlichen Lebens. Eine solche Konzeptionalisierung als Praxis unterscheidet sich von einer Konzeptionalisierung als Prinzip oder Emotion. Care als Praxis zu fassen impliziert, dass Überlegungen und Handlungen eine Rolle spielen: Gedanken, Emotionen und Handlungen stehen miteinander in Verbindung und sind auf ein bestimmtes Ziel gerichtet. Wenn Care-Arbeit geleistet wird, müssen Beziehungen zu Menschen aufgebaut und gestärkt werden, die abhängig sind – zu Kindern, älteren Menschen oder kranken und sterbenden PatientInnen – unabhängig davon, ob diese Beziehungen freiwillig eingegangen werden oder gesellschaftlich oder beruflich vorgeschrieben sind. Im fürsorglichen Handeln spielen daher normative und interaktiv anerkannte Bedürfnisse eine entscheidende Rolle.

Kann Pflege geleistet werden, wenn es keine Bereitschaft zur Fürsorge gibt? Die Überwachung der Lebenszeichen eines kranken Neugeborenen kann natürlich als reiner Job ausgeführt werden, aber dann wäre Fürsorge kein Zweck an sich. Sally Gadow (1985) schreibt, dass Fürsorge die Verpflichtung auf ein bestimmtes Ziel in sich birgt. Dieses Ziel besteht laut Gadow im Schutz und in der Förderung der menschlichen Würde.

Ich stimme mit Joan Tronto überein und verwende den Begriff Care im restriktiven Sinne. Ich spreche von Care, wenn sowohl die Handlung als auch die Bereitschaft zur Fürsorge vorhanden sind. Zum Verständnis der erforderlichen Dimensionen der Fürsorge haben Joan Tronto und Berenice Fisher verschiedene Phasen ausgemacht. Als fortlaufender Prozess setzt sich Fürsorge aus vier in wechselseitiger Abhängigkeit stehenden Phasen zusammen, die analytisch getrennt werden können (Tronto 1993, S. 105–108):

- *Fürsorge (caring-about)* besteht in der Aufmerksamkeit für das Bedürfnis nach bzw. den Bedarf an Fürsorge;
- *Für jemanden sorgen (caring for)* bedeutet, Verantwortung zu übernehmen;
- *Fürsorge leisten (care-giving)* besteht in der praktischen Aufmerksamkeit für und Befriedigung von Bedürfnissen;
- *Fürsorge zu erhalten (care-receiving)* bedeutet, auf die erfahrene Aufmerksamkeit und Fürsorge zu reagieren.

Aus diesen vier Elementen der Fürsorge entwickelt Tronto vier ethische Elemente der Fürsorge: Achtsamkeit, Verantwortung, Kompetenz und Ansprechbarkeit (vgl. ebd., S. 127). Selbstverständlich ist Fürsorge nicht immer ein problemfreier Prozess, es entstehen auch Konflikte. Selbst wenn diese Phasen idealerweise reibungslos miteinander verbunden sein sollten, in der Realität sind Konflikte innerhalb jeder dieser Phasen sowie zwischen ihnen wahrscheinlich (vgl. ebd., S. 109).

> „Das Pflegepersonal kann eigene Vorstellungen von den Bedürfnissen der Patientinnen und Patienten haben; tatsächlich kann es sein, dass es stärker für sie ‚sorgt' als die behandelnden Ärztinnen oder Ärzte. Ihr Job besteht allerdings selten darin, das Urteil des Arztes zu korrigieren; es ist der Arzt, der für den Patienten ‚zuständig ist', auch wenn die pflegende Krankenschwester etwas bemerkt, das dem Arzt nicht auffällt, oder von ihm als unbedeutend erachtet wird. In Bürokratien sind diejenigen, die festlegen, wie Bedürfnisse befriedigt werden, häufig sehr weit von den tatsächlichen Situationen entfernt, in denen Fürsorge geleistet und empfangen wird, und es ist gut möglich, dass sie aus diesem Grund keine besonders gute Fürsorge bieten." (Tronto 1993, S. 109)[2]

Die Philosophin und Politikwissenschaftlerin Elisabeth Conradi (2001) knüpft an die Arbeit von Carol Gilligan und Joan Tronto an, die Care als eine umfassende Perspektive der Verbundenheit und Bezugsrahmen für moralische Entscheidungen verstehen. In Anlehnung an Tronto versteht Conradi Care-(Ethik) als eine Praxis und entfaltet sie anhand von neun Thesen:

1. *Care ist eine interaktive menschliche Praxis.*
2. *Im Verlauf von Care-Interaktionen entsteht zwischen den daran beteiligten Menschen eine Beziehung.*
3. *Care umfasst den Aspekt der Bezogenheit ebenso wie sorgende (praktische) Aktivitäten.*
4. *Care umfasst sowohl das Zuwenden als auch das Annehmen der Zuwendung.*

---

[2] "Nurses may have their own ideas about patients' needs; indeed they may 'care about' patients' needs more than the attending physician. Their job, however, does not often include correcting the physician's judgement; it is the physician who 'takes care of' the patient, even if the care-giving nurse notices something that the doctor does not notice or consider significant. Often in bureaucracies those who determine how needs will be met are far away from the actual care-giving and care-receiving, and they may well not provide very good care as a result."

5. *Die Asymmetrie von Care-Interaktionen hat eine besondere Bedeutung, da mit ihr eine Dynamik der Macht verbunden ist.* Pflegende sind stets neu herausgefordert, Machtdifferenzen wahrzunehmen und zu begrenzen.
6. *An Care-Interaktionen beteiligte Menschen sind unterschiedlich autonom, denn sie unterscheiden sich voneinander in ihren Fähigkeiten, Kompetenzen und in ihrer Autonomie.* Elisabeth Conradi ist der Auffassung, dass Achtung in Care-Interaktionen nicht an eine Unterstellung von Autonomie gebunden ist. Gerade in Care-Interaktionen geht es darum, Menschen in ihrer Unterschiedlichkeit eines Verständnisses von Autonomie zu achten und nicht Autonomie vorauszusetzen. Nicht Autonomie und Konsens stehen im Fokus einer Care-Ethik, sondern Bezogenheit und Differenz.
7. *Achtsamkeit ist ein Geschenk, das nicht an eine Gegengabe gebunden ist.* Achtsamkeit entsteht nach Conradi aus der Notwendigkeit, Achtung zu entwickeln.
8. *Care-Interaktionen können auch nonverbal sein*, d. h., auch körperliche Berührungen sind eingeschlossen.
9. *In Care-Interaktionen sind Fühlen, Denken und Handeln miteinander verwoben.* Gefühl und Verstand miteinander zu verbinden hält Conradi für einen zentralen Aspekt der Praxis Care. Es geht um ein reflektiertes Handeln, das affektiv-emotionale mit kognitiven Anteilen verbindet (Conradi 2001).

Eine Care-Praxis, die Achtsamkeit zur Grundlage hat, sollte auch Anwendung im Bereich der gerontologischen Pflege finden können, denn es geht insbesondere um einen Umgang mit Menschen, die auf Hilfe angewiesen sind. Dies ist etwas anderes als verfahrensethische Maßnahmen zur Entscheidungsfindung in Bewegung zu setzen. Ziel ist nicht, das Falsche zu vermeiden oder gar Güter abzuwägen, sondern konkret etwas im Rahmen einer Pflegebeziehung auf achtsame Weise zu tun. So geht es in Situationen der Gebrechlichkeit und am Lebensende nicht darum, den Menschen alsbald den Tod zu ermöglichen und eine Entscheidung für oder gegen Euthanasie zu fällen, sondern sich darauf einzulassen, dass ein Mensch seine letzte Lebensphase erreicht hat und ihn in jeder Hinsicht achtsam zu begleiten.

Da Care stets unter bestimmten Bedingungen stattfindet, müssen diese berücksichtigt werden. Institutionelle Mängel, die für eine Care-Praxis eher hinderlich als förderlich sind, müssen auf der Leitungsebene thematisiert werden. Eine Teilverantwortung der vor Ort praktizierenden Pflegekräfte liegt gerade darin, auf defizitäre Umstände, die ethisches Handeln behindern, aufmerksam zu machen (Kohlen 2009). Käppeli betont die Verantwortung der Pflegekräfte und sieht für sie advokatorische Aufgaben vor (Käppeli 2004, S. 282). Sie spricht von aktivem Eingreifen und Sich-Einmischen, aber auch vom Einstehen für die Rechte, Würde, Bedürfnisse und Interessen von Menschen, denen die Zuwendung gilt. Ausgehend von einer Ethik der Achtsamkeit ist es bedeutsam, dass Prozesse der Hilfe und ihre professionellen, gesellschaftlichen und politischen Rahmenbedingungen nicht nur advokatorisch, sondern partizipierend gestaltet werden (Conradi 2010, Young 1994). Dieses demokratische Element muss in nach wie vor streng hierarchisch organisierten Krankenhäusern gewollt sein, entfaltet und eingeübt werden. Das Zusammenhandeln im Unterschied zum positionsbezogenen-individuellen Handeln ist zentral. Dies gilt auch für die Berufsgruppe der Pflegenden.

„Ethischer Aktivismus" (ethical activism) und „Ethische Selbstbehauptung" sind Konzepte, die sich im Handeln Pflegender zur Sichtbarmachung ihres ethischen Engagements in einer Beobachtungsstudie von Sarah-Jane Dodd, Bruce Jansson und Katherine Brown-Saltzman (2004) identifizieren ließen. In der Untersuchung zeigte sich ein von den Forscherinnen bezeichneter „ethischer Aktivismus", der durch ein Handeln Pflegender in Richtung auf eine Reformierung von Krankenhausleitbildern, Standards und Richtlinien sichtbar wurde. Zudem appellierten sie an die Haltung des ärztlichen Personals und forderten alle Akteure im medizinischen Team auf, Pflegende in ethische Entscheidungsfindungsprozesse einzubeziehen (Dodd et al. 2004, S. 17).

Darüber hinaus spricht das Forscherteam von „ethischer Selbstbehauptung" (ethical assertiveness), die dann beobachtbar war, wenn Pflegende an ethischen Entscheidungsfindungsprozessen partizipierten, ohne dass sie hierzu aufgefordert oder formal eingeladen waren. Die Ergebnisse der Studie zeigten auch, dass Aktivismus und Selbstbehauptung eher in solchen Settings zum Ausdruck kamen, in denen sich die Akteure der Gesundheits- und Sozialberufe vor Ort achtsam gegenüber Fragen der Partizipation von Pflegenden zeigten. Die Forscher sind überzeugt, dass diese eng miteinander verbunden seien und dass aktive und selbstbewusste Verhaltensweisen entscheidend für die Entfaltung einer pflegerischen Rolle in der Ethik sind. Sie resümieren: „(Nurses) [...] need to try to change the hospital environment so that it promotes, rather than discourages, their participation. Even when not formally invited, (they) need to engage in ethical assertiveness when they [...] act as ethical case finders, initiate ethics deliberations [...]." (Dodd et al. 2004, S. 26)

Schlussfolgerungen

Auf der akademisch-diskursiven Ebene lässt sich aus meinen Ausführungen ableiten, dass Care-Ansätze, die Macht, Ungleichheiten und Konflikte thematisieren, hilfreich zur Artikulation und Verteidigung einer Praxis Care sein können. Veränderungsmöglichkeiten in der Struktur und Organisation einer Institution können ans Licht gebracht sowie auch die Position der akademischen Pflege kritisch reflektiert werden.

Darüber hinaus folgere ich aus einem Verständnis von Care als Praxis-Ethik, dass Akteure einer widerständigen Care-Praxis, das heißt eine Praxis Care, die unter allen Umständen verteidigt sein will, Strukturen einer Verhinderung und Tendenzen zur Erosion thematisieren und hierzu diskursive Räume, wie beispielsweise ein Klinisches Ethikkomitee, nutzen. Machtfragen dürfen dabei nicht außer Acht gelassen werden und bilden selbst einen Gegenstand der Thematisierung und letztlich einen Motor zur Demokratisierung. Eine widerständige Care-Praxis braucht ein emanzipatorisches Verständnis von Pflege und ein mutiges Miteinander, Partizipation einzufordern und auszuprobieren.

Literaturverzeichnis

Benner, Patricia (1997): A Dialogue between virtue ethics and care ethics. Theoretical medicine 18, 47–61.

Benner, Patricia/Wrubel, Judith (1989): The Primacy of Caring: Stress and Coping in Health and Illness. Menlo Park: Addison-Wesley.

Chambliss, Daniel F. (1996): Beyond Caring. Hospitals, Nurses, and the Social Organization of Ethics. Chicago: University of Chicago Press.

Conradi, Elisabeth (2010): Ethik und Politik. Wie eine Ethik der Achtsamkeit mit politischer Verantwortung verbunden werden kann. In: Remmers, Hartmut/Kohlen,

Helen (Hrsg.): Bioethik, Care and Gender. Herausforderungen für Medizin, Pflege und Politik. Göttingen: V&R unipress, S. 91–119.

Conradi, Elisabeth (2001): Take Care. Grundlagen einer Ethik der Achtsamkeit. Frankfurt/M.: Springer.

Dodd, Sarah-Jane/Jansson, Bruce S./Brown-Saltzman, Katherine et al. (2004): Expanding Nurses' Participation in Ethics: An Empirical Examination of Ethical Activism and Ethical Assertiveness. In: Nursing Ethics 11 (1), 15–27.

Dörner (2007): Leben und Sterben, wo ich hingehöre. Dritter Sozialraum und neues Hilfesystem. Neumünster: Paranus.

Fry, Sarah T. (1989): Toward a theory of nursing ethics. Advances in Nursing Science 11 (4), 9–22.

Gadow, Sally (1985): Nurse and Patient: The Caring Relationship. In: Bishop, Anne H./ Scudder, John R. (Hrsg.): Caring, Curing, Coping. Nurse, Physician, Patient, Relationships. Tuscaloosa: University Alabama Press, 31–43.

Gilligan, Carol (1988): Die andere Stimme. Lebenskonflikte und Moral der Frau. München, Zürich: Piper.

Käppeli, Silvia (2004): Vom Glaubenswerk zur Pflegewissenschaft. Geschichte des Mitleidens in der christlichen, jüdischen und freiberuflichen Krankenpflege. Bern: Huber.

Noddings, Nel (1984): Caring. A feminine approach to ethics and morals. Berkeley: University of California Press.

Klie, Thomas (2014): Wen kümmern die Alten. Auf dem Weg in eine sorgende Gesellschaft. München: Pattloch.

Kohlen, Helen (2010): Care-Arrangements und Gender in der häuslichen Pflege. In: Remmers, Hartmut/Kohlen, Helen (Hrsg.): Bioethics, Care and Gender. Herausforderungen für Medizin, Pflege und Politik. Göttingen: V&R unipress, S. 119–133.

Kohlen, Helen (2009): Conflicts of Care. Hospital Ethics Committees in the USA and Germany. Frankfurt/Main, New York: Campus Verlag.

Kohlen, Helen/Kumbruck, Christel (2008): Zur Entwicklung der Care (Ethik) und das Ethos fürsorglicher Praxis (Literaturstudie). Artec-paper Nr. 151.

Kohlen, Helen (2008): Pflege im Konflikt – Care-Praxis im Spannungsfeld zwischen Wissenschaft, Ethik und Politik. Festschrift, 50 Jahre Krefelder Verein für Haus- und Krankenpflege e.V.

Schnepp, Wilfried (1996): Pflegekundige Sorge. In: Deutsche Gesellschaft für Pflegewissenschaft e.V. (Hrsg.): Pflege und Gesellschaft. Duisburg.

Senghaas-Knobloch, Eva (2008): Zeit für fürsorgliche Praxis. Pflegeethos und Erfahrungen von Frauen und Männern in Pflegeberufen. In: Senghaas-Knobloch, Eva/ Kumbruck, Christel (Hg.): Vom Liebesdienst zur liebevollen Pflege, Rehburg-Loccum, S. 77–94.

Tronto, Joan (1993): Moral Boundaries. A Political Argument for an Ethics of Care. London.

Young, Iris Marion (1994): Punishment, Treatment, Empowerment: Three Approaches to Policy for Pregnant Addicts. In: Feminist Studies 20 (Spring) No 1, 33–57.

Zuerst der Patient!
Caring und konsequente Patientenorientierung – eine zukunftswichtige Kombination

Rebecca Spirig, Katja Bruni, Mirjam Meier, Philipp Meyer Hänel, Diana Staudacher

Jeder einzelne Patient[3] bestimmt unser Handeln – seine Bedürfnisse, Werte und Präferenzen sind für die Pflege leitend. Dieser Grundgedanke der Patientenorientierung kommt dem traditionellen Caring-Konzept sehr nahe und kann ihm ein schärferes Profil verleihen. Caring mit aktuellen Managementmodellen wie „Lean Health Care" und „Shared Governance" zu verbinden, kann zu bestmöglichen Spitalerlebnissen für PatientInnen beitragen.

Den Patienten verstehen – eine Notwendigkeit

„Knowing the patient" – den Patienten verstehen und partnerschaftlich-fürsorgend für ihn da sein – so beschrieb Patricia Benner bereits in den frühen 1990er-Jahren Caring als unverzichtbares Element einer individualisierten Pflege. Caring beruht auf einem aufmerksamen In-Beziehung-Sein. Es ermöglicht, die Pflege auf die spezifischen Bedürfnisse des jeweiligen Patienten auszurichten und dabei seine Persönlichkeit sowie sein Wirklichkeitserleben zu berücksichtigen (Benner 2004). Ein rein funktional-technisches, an Standards und Routinen orientiertes Vorgehen ist keine qualitativ hochstehende Pflege im Sinne Benners. Denn jede pflegerische Handlung sollte stets auch von der psychosozialen Kompetenz der Pflegenden geprägt sein (Benner 1982). Benners Verständnis von Caring kommt dem aktuellen Konzept der „Patientenorientierung" (Berwick 2009; Epstein et al. 2010) sehr nahe. Patientenorientiert vorzugehen, bedeutet, individuellen Präferenzen und Bedürfnissen des Patienten mit Respekt und Offenheit zu begegnen und sicherzustellen, dass die Werte des Patienten die klinischen

---

[3] Zur besseren Lesbarkeit steht die männliche Form. Die weibliche Form ist immer mitgemeint.

Entscheidungen leiten (IOM 2001). Patientenorientiertes Denken und Handeln stellt sicher, dass Menschen nicht auf ihre Krankheit, ihre Diagnose und somit auf ihren Körper reduziert werden: Ihre Persönlichkeit, ihr Denken und Fühlen, ihr Lebensentwurf und ihre individuellen Werte rücken ins Zentrum des klinischen Vorgehens. Dies erfordert, Spitalprozesse nicht mehr an den Bedürfnissen der ExpertInnen auszurichten, sondern am Nutzen des Patienten. Konsequent weitergedacht, führt Patientenorientierung zu einem neuen Verständnis von Professionalität, Qualität und klinischem Handeln: Was „gute" Pflege und Medizin ist, entscheiden nicht mehr alleine die ExpertInnen, sondern auch die PatientInnen (Berwick 2009). Im Unterschied zum expertenorientierten Ansatz sind PatientInnen und ihre Familien nicht mehr „Gäste im Gesundheitssystem", sondern die professionell Helfenden verstehen sich als „Gäste im Leben der Patienten" (Berwick 2009, S. 559). In diesem Sinn gewinnt Caring im Kontext der Patientenorientierung eine besondere Relevanz. In Verbindung mit einer Spitalkultur der Wertschätzung und der Dienstleistung kann das Caring-Konzept ein schärferes Profil erhalten und mithilfe von Managementmodellen wie „Shared Governance" und „Lean Health Care" zum Tragen kommen.

Caring – ein Konzept im Spannungsfeld

Als Kernanliegen der Pflege stellt Caring einen wichtigen ethischen Wert für alle dar, die „sich entschieden haben, Menschen zu unterstützen, die Erfahrungen größter Verletzlichkeit machen" (Koloroutis 2011, S. 19). Dennoch ist der Begriff Caring in der Literatur größtenteils unspezifisch definiert und tendiert dazu, ein allzu vereinfachtes Bild vom Wesen der Pflege zu vermitteln (Shields 2014; Sargent 2012; Gordon & Nelson 2005). Der hohe Stellenwert des Caring als zentrales Konzept, das die Pflege definiert (Baughan & Smith 2008), birgt die Gefahr, die Professionalität der Pflege zu unterschätzen, sie zu „sentimentalisieren" und „die Komplexität der pflegerischen Fähigkeiten sowie die Wissensbasis [...] zu vernachlässigen" (Nelson & Gordon 2004, S. 3). Warnende Stimmen betonen, dass Caring und Knowledge untrennbar zusammengehören (Cipriano 2007; Dickenson-Hazard 2002; Mooney 2001). Caring muss im Pflegeberuf stets auf Wissen basieren, sonst ist es einer Profession und einer wissenschaftlichen Disziplin nicht würdig (Butcher 2006).

Zuerst der Patient!

Pflegende im 21. Jahrhundert leisten Caring auf der Grundlage von „Knowledge Working" (Dickenson-Hazard 2002; Mooney 2001). Aus Verantwortung für die PatientInnen entwickeln sie ihr Wissen fortlaufend weiter, um die aktuell bestmögliche Pflege anbieten zu können (Dickenson-Hazard 2002). Dazu gehören intellektuelle Fähigkeiten wie analysieren, synthetisieren, „critical thinking" und „clinical reasoning" (Benner 2010). Die Intellektualität muss jedoch eine Ergänzung erhalten. Um Persönlichkeiten und Lebensgeschichten kennenzulernen, ist es nötig, sich auf andere Menschen einzulassen. Es braucht „klinische Vorstellungskraft" (Benner 2004; Benner 2010). Ohne diese empathische Fähigkeit wird Wissen rein mechanisch angewandt und ist nicht auf den Patienten abgestimmt. Vor diesem komplexen Hintergrund wäre es ratsam, Caring nicht als „fixierte konzeptuelle Einheit", sondern als einen offenen Diskurs zu verstehen (Sargent 2012).

Ergänzend zur Fachexpertise stellt Caring für PatientInnen ein Schlüsselerlebnis dar. Auf die Frage, was das Entscheidende an ihrer Spitalerfahrung ist, lautet die einhellige Antwort: Sie möchten „als Menschen angesehen werden, nicht als Diagnosen" (Koloroutis 2011, S. 28). PatientInnen wünschen sich, dass Pflegende ihnen zuhören und sie mit Respekt behandeln. Sie möchten zudem sicher sein, dass diejenigen, die sie versorgen, miteinander reden und ihre Handlungen aufeinander abstimmen (ebd.). Von größter Bedeutung ist für PatientInnen, wie Pflegende auf ihre Wünsche, Ängste und Bedürfnisse reagieren. Sie schätzen persönliche Anteilnahme und betrachten diese als unverzichtbaren Teil einer „humanen" Professionalität (Chambers & Ryder 2009). Für ein patientenorientiertes Spital ist es somit von hoher Relevanz, dass PatientInnen während ihres Aufenthaltes Caring erleben.

Worauf es PatientInnen „am meisten ankommt", sollte selbstverständlich im Zentrum der Spitalorganisation und der klinischen Prozesse stehen (Koloroutis 2011). In diesem Sinn ist eine „patientenorientierte Versorgung ausgerichtet auf die Fachexpertise und die Qualität der Interaktionen zwischen Patienten und professionell Helfenden. [...] Das Herzstück sind fürsorgende Beziehungen, die in qualitativ hochstehender Kommunikation sowie in Vertrauen gründen. Diese Beziehungsqualität lässt sich kultivieren und ist messbar. Verantwortungsträger, die Patientenorientierung zur Geltung bringen möchten, sollten sich hierauf fokussieren" (Epstein et al. 2010, S. 1489).

Rebecca Spirig, Katja Bruni, Mirjam Meier, Philipp Meyer Hänel, Diana Staudacher

Im Zeitalter der Ökonomisierung, der immer kürzeren Spitalsaufenthalte und der begrenzten Ressourcen im Gesundheitswesen bleibt häufig kaum noch Raum und Zeit, um eine fürsorgende Beziehung zu PatientInnen aufzubauen. Wie es gelingen kann, Caring durch Managementinitiativen ins Zentrum der Spitalprozesse zu rücken, lässt sich beispielhaft am Virginia Mason Hospital in Seattle, USA, nachweisen.

Caring im patientenorientierten Spital

„Außerordentliche Patientenfreundlichkeit gewährleisten und den Anliegen der PatientInnen optimal nachkommen können" – um diese Ziele zu erreichen, erklärte das Management des Virginia Mason Hospitals Caring zur Priorität im Patientenprozess (Nelson-Peterson & Leppa 2007). Pflegende sollten Raum und Zeit zur Verfügung haben, um genau das zu tun, was ihrer Berufswahl zugrunde lag: den PatientInnen zur Seite zu stehen. Mit den Instrumenten der „Lean Health Care"-Philosophie wurde es möglich, Spitalsprozesse so zu gestalten, dass Pflegende die Möglichkeit haben, eine fürsorgende Beziehung zu PatientInnen aufzubauen. Es entstand eine Infrastruktur, die Pflegende von sämtlichen Tätigkeiten befreit, die ineffektiv, überflüssig und nicht auf den Patientennutzen bezogen sind. Alle Abläufe sollten die Kontinuität der Pflegeperson-Patientenbeziehung gewährleisten. Das „Concept of Caring Spreading" orientierte sich an Kristen Swansons Verständnis von Pflege als einer „fachkundigen Fürsorgebeziehung" zu einem wertgeschätzten anderen Menschen, demgegenüber das Gefühl einer persönlichen Verpflichtung besteht (Swanson 1993). Zu den wichtigsten Dimensionen dieses Caring-Modells zählt das „Verstehen": Die Pflegefachperson bemüht sich, zu erkennen, welche Bedeutung ein Ereignis im Leben eines anderen Menschen hat. Eine weitere fürsorgende Dimension ist das „Mitsein" – die Bereitschaft der Pflegefachperson, an der emotionalen Situation des Patienten Anteil zu nehmen.
Die Ergebnisse des „Concept of Caring Spreading" waren vielversprechend. Seitdem halten sich die Pflegenden sehr lange in den Patientenzimmern auf. Es handelt sich um Einzelzimmer, in denen auch die Dokumentation stattfinden kann – unter Mitwirkung des Patienten. Durch die Präsenz beim Patienten verringerten sich die Distanzen, welche die Pflegenden täglich zurücklegten, um 85 % (Nelson-Peterson & Leppa 2007).

PatientInnen schätzen es, dass sie nicht mehr so oft „läuten" müssen, damit Pflegende zu ihnen kommen – die Pflegenden sind meistens vor Ort. Zeit- und Laufaufwand für das Reagieren auf Klingelzeichen entfällt dadurch größtenteils. Dank der Anwesenheit im Zimmer kommen fast keine Stürze mehr vor und die Dekubitusrate hat sich stark verringert (ebd. 2007). Auch bei kürzester Aufenthaltsdauer bleibt Zeit, um mit PatientInnen eine fürsorgende Beziehung aufzubauen. Im Virginia Mason Hospital haben die Pflegenden nun ein Arbeitsumfeld, das ihren professionellen Werten entspricht. Auf Initiative des Managements hat Caring Priorität im Spital erhalten. Dadurch ist die Arbeitszufriedenheit markant gestiegen. Es ist nun legitim, sich Zeit für den einzelnen Patienten zu nehmen. Dies war nicht von heute auf morgen möglich (Nelson-Peterson & Leppa 2007). Führungspersonen waren immer wieder am Ort des Geschehens, um die Fürsorgekultur beispielhaft vorzuleben. Damit zeigte sich, dass im patientenorientierten Spital auch die Führung eine Caring-Dimension aufweisen muss: Fürsorgliche Führungspersonen sind gefragt (Houghton et al. 2015).

Caring in der Führung

„Im Zentrum von Leadership steht Caring. Diese Botschaft ist für das Führungsverständnis in einem patientenorientierten Spital besonders bedeutsam" (Kouzes & Pozner 2003, xi). Eine fürsorgende Haltung sollte auch das Verhalten der Mitarbeitenden untereinander prägen. Führungspersonen, die ihren Mitarbeitenden gegenüber Caring verwirklichen, gestalten eine Arbeitsumgebung, in der fürsorgende Pflegebeziehungen möglich werden. Caring Leaders beeinflussen die Art und Weise, wie Pflegende mit PatientInnen und Angehörigen in Beziehung treten (Kroth & Keeler 2009). Auf diese Weise kann eine fürsorgende Organisation entstehen, die sich für die Anliegen ihrer Mitarbeitenden einsetzt (McAllister & Bigley 2002).
Um Caring nachhaltig zu fördern, hat sich eine Shared Governance-Kultur bewährt (Houghton et al. 2015). Shared Governance ermöglicht, Verantwortung miteinander zu teilen und im Rahmen von Teamwork gemeinsame Ziele zu erreichen (Antony 2004; Bamford-Wade & Spence 2012; Porter-O'Grady 2001). Dadurch erleben Mitarbeitende, dass sie persönlich etwas bewirken können. Ihre Selbstwirksamkeit und ihr Engagement für die Organisation steigen. Shared Governance ermöglicht ein Empowerment der

Mitarbeitenden. Es entsteht ein Arbeitsklima, in dem Caring-Verhalten wirksam werden kann. Führungsbezogenes Caring besteht darin, andere Menschen dabei zu unterstützen, sich zu entwickeln und ihre Potenziale zu entfalten. Mitarbeitende erfahren Anerkennung für das, was sie leisten. Sie fühlen sich wertgeschätzt und geachtet. Dies vermittelt ihnen das Gefühl, etwas Sinnvolles zu leisten. Zugleich erleben sie, dass andere sich um sie kümmern. Diese Erfahrung kann dazu führen, dass sie sich selbst anderen Menschen fürsorgend zuwenden (Houghton et al. 2015).

Ausgehend von der Führungsperson kann Caring die gesamte Organisation durchdringen. Caring-Verhalten im Rahmen von Shared Governance stärkt den Zusammenhalt und die Solidarität in Teams bzw. Organisationen. Wie Studien zeigen, werden dadurch hervorragende Gemeinschaftsleistungen möglich (Bergman et al. 2012; Carson et al. 2008; Ferres et al. 2004; Solansky 2008; Wang et al. 2014; Wiegand & Geller 2005). „Fürsorgendes Führen" könnte also wesentlich zu effizienterem Arbeiten beitragen (Houghton et al. 2008).

Der Patient steht an erster Stelle!

Jeder Patientenkontakt kann ein Schlüsselerlebnis sein – eine einzigartige Chance, den Patienten zufriedenzustellen. Zugleich besteht aber auch die Gefahr, ihn zu enttäuschen. Persönliche Wertschätzung und Respekt, Aufmerksamkeit und Auskunftsbereitschaft, Höflichkeit und Vertrauenswürdigkeit – alle diese Aspekte prägen sich dem Patienten ins Gedächtnis ein (Carlzon 2001). Die Dienstleistungsforschung spricht vom „Schlüsselmoment" der Begegnung zwischen PatientInnen und Mitarbeitenden (Wilson et al. 2012). Gelingt es, die Patientenerwartung zu übertreffen – beispielsweise durch respektvolles Caring – kann sogar ein „unvergessliches" Erlebnis entstehen.

Im Spital ereignen sich täglich tausende dieser Schlüsselmomente. Damit es nicht dem Zufall überlassen bleibt, ob sie zufriedenstellend oder enttäuschend sind, riefen wir am UniversitätsSpital Zürich (USZ) das Projekt „Patientenprozess" ins Leben. Es richtet sich an zwei Kernwerten der USZ-Strategie aus:
- Konsequente Patientenorientierung anstreben: Zuerst der Patient!
- Den Patientennutzen steigern als zentraler Spitalauftrag.

Um diese Werte im täglichen Kontakt mit PatientInnen zu verwirklichen, beziehen wir uns auf einen Leitgedanken der „Lean Hospital"-Philosophie: Der Patient erhält exakt die Leistungen, die seine Bedürfnisse erfüllen – in bestmöglicher Qualität, am richtigen Ort und zur richtigen Zeit. Auf diese Weise rückt der Patientennutzen ins Zentrum der Spitalprozesse. Es ist wichtig, stets die Sichtweise des Patienten einzunehmen: Wie sollte unsere Dienstleistung aussehen, damit sie den Erwartungen und Werten eines Patienten bestmöglich entspricht?
In der „Lean Hospital"-Philosophie sollen Patientenorientierung, Caring und Prozessmanagement eine Einheit bilden (Nelson-Peterson & Leppa 2007).

Caring braucht Rahmenstrukturen

Pflege und Medizin sollen im USZ *zum Patienten* kommen – nicht umgekehrt. Deshalb möchten wir sicherstellen, dass Pflegende und ÄrztInnen sich ihrer Kernaufgabe widmen können – für PatientInnen da zu sein. „Quality Time" – die wertvolle Zeit mit dem Patienten – hat deshalb in der USZ-Strategie hohe Priorität. Volle Aufmerksamkeit, Rücksicht auf individuelle Bedürfnisse, gezielte Information und Aufklärung, fürsorgende Zuwendung und Unterstützung sowie Einbezug der Familie müssen gewährleistet sein. Jeder Patient soll während seines gesamten Spitalaufenthalts einen fließenden, störungsfreien Versorgungsprozess „wie aus einer Hand" erleben. Damit dies gelingt, müssen zwei Rahmenbedingungen erfüllt sein:
- der Transfer traditionell getrennter ärztlicher und pflegerischer Prozesse in kooperative, patientenzentrierte Abläufe;
- alle klinischen Berufsgruppen arbeiten Hand in Hand zum Besten des Patienten. Ihre Gemeinschaftsleistung beruht auf einem übereinstimmenden Versorgungs- und Betreuungsverständnis.

Nach dem Vorbild des Virginia Mason Hospitals nutzen wir die Herangehensweise und die Instrumente der „Lean Hospital"-Philosophie, um Spitalprozesse am Patientennutzen auszurichten. Im Rahmen von Workshops haben wir u. a. folgende Fragen geklärt:
- Welche Abläufe sind für den Patienten besonders wichtig und qualitätsentscheidend?
- Wie lassen sich klinische Prozesse konsequent an Patientenbedürfnissen ausrichten?

- Wo besteht Verbesserungsbedarf, z. B. aufgrund von Wartezeiten, fehlender Koordination, Engpässen oder Doppelspurigkeiten?
- Wie können fürsorgende Beziehungen zwischen PatientInnen, Angehörigen und den klinischen Berufsgruppen zur Geltung kommen?

Ins Projekt einbezogen waren alle am Versorgungsprozess beteiligten Berufsgruppen: OberärztInnen, Leitende ÄrztInnen, die Abteilungsleitung Pflege, Mitarbeitende der Patientendisposition und -administration, des Sozialdienstes und bei Bedarf VertreterInnen verschiedener Therapien. Mehrmals haben wir auch PatientInnen und Angehörige eingeladen, um zu erfahren, was ihnen besonders wichtig ist und wo sie Optimierungsbedarf sehen.

In der ersten Projektphase gingen wir an den Ort des Geschehens und führten sogenannte „Gembas" durch. Auf fünf Trainingsabteilungen überprüften wir alle Aktivitäten auf ihren Beitrag zum Patientennutzen. Diese Bestandsaufnahme bildete die Basis der zweiten Projektphase. Wir identifizierten Störungen und ineffiziente Prozesse, leiteten Handlungsfelder ab, definierten Maßnahmen und setzten sie unmittelbar um. Dabei war es uns wichtig, dass Mitarbeitende vor Ort ihre Sichtweise und Expertise einbringen. Sie sollten die Möglichkeit haben, „ihren" Prozess innovativ zu gestalten. Mitarbeitende sind ebenso wichtige Ideengeber wie PatientInnen. Ihre Vorschläge tragen dazu bei, das Spital patientenzentriert zu gestalten. Jede Idee ist willkommen – sie kann den PatientInnen zugutekommen!

Innerhalb weniger Stunden bzw. Tage war es möglich, den Patientenprozess in den Trainingsabteilungen zu optimieren. Dazu gehörte auch, wertvolle Zeit für die fürsorgende Beziehungsgestaltung sicherzustellen und Rahmenstrukturen für Caring zu gestalten.

Chancen und Grenzen optimierter Prozesse

„Es ist mir zum ersten Mal bewusst geworden, wie entscheidend Prozesse sind. Es hängt von den Prozessen ab, ob wir uns Zeit für Patienten nehmen können oder nicht", so eine Teilnehmerin. „Je besser und sicherer die Prozesse sind, desto klarer ist unser Tagesablauf. Wir können effektiver arbeiten und es bleibt mehr Zeit für die Beziehung zum Patienten", ergänzte ein Kollege. Das Projekt zeigte, dass bestimmte Faktoren vorliegen müssen, um optimierte Prozesse umsetzen zu können:

Zuerst der Patient!

- überschaubare Organisationseinheiten mit klar definierter, direkter Entscheidungskompetenz;
- Commitment der Mitarbeitenden, Unterstützung durch das Management und Bereitschaft zur Veränderung;
- kontinuierlicher Informationsfluss und hohe Transparenz der Abläufe.

Der Umsetzungsprozess stieß an Grenzen, wenn
- Maßnahmen bereichs- und disziplinübergreifend konzipiert waren;
- Maßnahmen Schnittstellen betrafen und keine bereichsübergreifende Mitbestimmung möglich war;
- Zielkonflikte zwischen Berufsgruppen und Bereichen existierten.

Patientenpräferenzen zu erfüllen, kann sehr herausfordernd sein. Dabei gilt es, vielfältige Faktoren zu berücksichtigen, z. B. räumlich-technische Ressourcen, diagnostisch-therapeutische Leistungen sowie Zeit für die vertrauensvolle pflegerische bzw. ärztliche Patientenbeziehung.

Das Projekt machte uns deutlich, wie anspruchsvoll es ist, den Patientennutzen berufsgruppenübergreifend als Leitprinzip zu etablieren. Häufig arbeiten Pflegende und ÄrztInnen professionsorientiert statt patientenzentriert und nebeneinander statt miteinander. Umso wichtiger wird es uns auch in Zukunft sein, eine kooperative klinische Kultur zu gestalten – mit dem Patienten im Zentrum. Interprofessionelle Zusammenarbeit ist „das Herz und die Seele der Gesundheitsversorgung" (Yeager 2005). Gelingt sie, kann Caring das gesamte klinische Denken und Handeln durchdringen und das „fürsorgende Spital" entsteht. Dies setzt jedoch einen langen Entwicklungsprozess voraus.

Eine Kultur der Wertschätzung

Das patientenorientierte Spital ist eine langfristige Vision und Teil eines umfassenden kulturellen Wandels. Der Weg zu diesem Ziel ist mit hohem persönlichem Einsatz aller Mitarbeitenden verbunden. Es braucht eine wertschätzende, breit abgestützte Führung, um diesen Kulturwandel verantwortungsvoll zu gestalten. Vor diesem Hintergrund haben wir im Bereich der USZ-Pflege und MTTB[4] „Shared Governance" als Führungsmodell gewählt. Wie alle großen Organisationen, hat auch das USZ traditionelle

---

[4] MTTB = medizinisch-technische und therapeutische Berufe

Hierarchiestufen. Dadurch kann eine gewisse Distanz zwischen Praxis und Führung entstehen. Um dem entgegenzuwirken, zielt Shared Governance auf enge, kollegiale Zusammenarbeit zwischen Personen der klinischen Praxis und der Führung. Dies ermöglicht, eine Kultur des Mitwirkens und Mitentscheidens zu gestalten. Im USZ hat sich die klar definierte Zusammenarbeit der drei Bereiche Fach, Management und Bildung bewährt. Sie ermöglicht, Mitarbeitende gezielt und umfassend zu fördern – fachlich, bildungsbezogen und führungsorientiert. Shared Governance kann wesentlich zu einer Kultur der Wertschätzung und des Caring beitragen. Der Respekt vor dem einzelnen Menschen – dem Patienten, Angehörigen oder Mitarbeitenden – rückt in den Vordergrund der Spitalkultur. Diese menschenzentrierte Grundhaltung gilt als bedeutsamer Faktor für die Zukunft des Gesundheitswesens (Berwick 2009).

„Für mich ist Patientenorientierung grundsätzlich eine Haltung: Wie trete ich dem Patienten gegenüber?", betont die Vorsitzende der USZ-Spitaldirektion, Rita Ziegler. Sie erwartet von allen Mitarbeitenden hohen Respekt vor dem Patienten und ein Verhalten, das professionelle Verantwortung und Selbstdisziplin ausstrahlt: „Früher war die Berufsuniform das äußere Zeichen einer Dienstleistungshaltung. Heute braucht es keine Uniform mehr: Die professionelle Haltung – das ist die neue Uniform". In diesem Sinn möchten wir an unserer Dienstleistungshaltung und unserer fachkundigen Fürsorge erkannt werden.

Literaturverzeichnis

Anthony, M. (2004): Shared Governance Models: The Theory, Practice, and Evidence. Online Journal of Issues in Nursing, 9. http://www.nursingworld.org/MainMenuCategories/ANAMarketplace/ANAPeriodicals/OJIN/TableofContents/Volume92004/No1Jan04/SharedGovernanceModels.html.

Bamford-Wade, A./Spence, D. (2012): Shared governance: a vehicle for engagement and change. Nurse Education Today, 32 (3), 191–194.

Baughan, J./Smith, A. (2008): Caring in nursing practice. London: Pearson Education.

Benner, P. (1982). From Novice to Expert. The American Journal of Nursing, 82 (3), 402–407.

Benner, P. (2004): Using the Dreyfus Model of skill acquisition to describe and interpret skill acquisition and clinical judgment in nursing practice and education. Bulletin of Science Technology Society, 24 (3), 188–199.

Benner, P./Sutphen, M./Leonard, V./Day, L. (2010): Educating nurses: A call for radical transformation. San Francisco: Jossey-Bass.

Bergman, J./Rentsch, J./Small, E./Davenport, S./Bergman, S. (2012): The shared leadership process in decision-making teams. Journal of Social Psychology, 152 (1), 17–42.

Berwick, D. (2009): What patient-centered care should mean. Health Affairs, 28 (4), 555–565.

Butcher, H. (2006): Integrating nursing theory, nursing research, and nursing practice. In J. P. Cowen, S. Moorehead (Eds.): Current issues in nursing (7th ed.). St. Louis: Mosby, 112–122.

Carlzon, J. (2001): Moments of truth. Cambridge: Harper Business.

Carson, J./Tesluk, P./Marrone, J. (2007): Shared leadership in teams: An investigation of antecedent conditions and performance. Academy of Management Journal, 50 (5), 1217–1234.

Chambers, C./Ryder, E. (2009): Compassion and caring. Bora Raton: CRC Press.

Cipriano, P. (2007): Celebrating the art and science of nursing. American Nurse Today, 2 (5), 8.

Dickenson-Hazard, N. (2002): Evidence-based practice: The right approach. Reflections in Nursing Leadership, 28 (2), 6.

Epstein, R./Fiscella, K./Lesser, C./Stange, K. (2010): Why the nation needs a policy push on patient-centered health care. Health Affairs, 29 (8), 1489–1495.

Ferres, N./Connell, J./Travaglione, A. (2004): Co-worker trust as a social catalyst for constructive employee attitudes. Journal of Managerial Psychology, 19 (6), 608–622.

Gordon, S./Nelson, S. (2005): An end to hearts and angels. From virtue to knowledge. American Journal of Nursing, 105, 62–69.

Houghton, J./Craig L./Pearce, L./Manz C. (2015): Sharing is caring: Toward a model of proactive caring through shared leadership. Human Resource Management Review, 25, 313–327.

IOM Institute of Medicine (2001): Crossing the quality chasm. A new health system for the 21st century. Washington: National Academies Press.

Koloroutis, M. (2011): Beziehungsbasierte Pflege. Bern: Verlag Hans Huber.

Kouzes, J./Posner, B. (2003): Encouraging the heart: a leader's guide to rewarding and recognizing others. San Francisco: Jossey-Bass.

Kroth, M./Keeler, C. (2009): Caring as a managerial strategy. Human Resource Development Review, 8 (4), 506–531.

McAllister, D./Bigley, G. (2002): Work context and the (re)definition of self: How organizational care influences organization-based self-esteem. Academy of Management Journal, 894–904.

Mooney, K. (2001): Advocating for quality cancer care: Making evidence-based practice a reality. Oncology Nursing Forum, 28 (2), 17–21.

Nelson, S./Gordon, S. (2006): The complexities of care: Nursing reconsidered. Ithaca: Cornell University Press.

Nelson-Peterson, D./Leppa, C. (2007): Creating an environment for caring using lean principles of the Virginia Mason Production System. Journal of Nursing Administration, 37 (6), 287–294.

Porter-O'Grady, T. (2001): Is shared governance still relevant? Journal of Nursing Administration, 31 (10), 468–473.

Sargent, A. (2012): Reframing caring as discursive practice: A critical review of conceptual analyses of caring in nursing. Nursing Inquiry, 19 (2), 134–143.

Shields, L. (2014): The core business of caring: A nursing oxymoron? Collegian, 21, 193–199.

Solansky, S. (2008): Leadership style and team processes in self-managed teams. Journal of Leadership & Organizational Studies, 14 (4), 332–341.

Swanson, K. (1993): Nursing as informed caring for the well-being of others. Journal of Nursing Scholarship, 25, 352–357.

Wang, D./Waldman, D./Zhang, Z. (2014): A meta-analysis of shared leadership and team effectiveness. Journal of Applied Psychology, 99 (2), 181–198.

Wiegand, D./Geller, E. (2005): Connecting positive psychology and organizational behavior management: Achievement motivation and the power of positive reinforcement. Journal of Organizational Behavior Management, 24 (1–2), 3–25.

Wilson, A./Zeithaml, V./Bittner, M./Gremler, D. (2012): Services marketing. Integrating customer focus. Boston: McGraw Hill.

Yeager, S. (2005): Interdisciplinary collaboration: The heart and soul of health care. Critical Care Nursing Clinics of North America, 17 (2), 143–148.

Caring – privates Engagement oder definierte Aufgabe der Stationsleitung?
Ein Erfahrungsbericht

Margit Partoll

Hr. S. kommt zur Aufnahme zu einem chirurgischen Eingriff. Er wirkt sehr nervös und fast ungeduldig. Im Anamnesegespräch wird die Nervosität auf die bevorstehende Operation zurückgeführt. Ich komme zur Pflegevisite, setze mich zu Herrn S., informiere ihn über die bevorstehende Operation, was ihn dabei und danach erwartet und versuche beruhigende Worte zu finden. Herr S. macht einen belasteten Eindruck, meine Informationsbemühungen scheinen nicht bis zu ihm vorzudringen. Ich überlege, wie ich direkten Kontakt zu ihm finden könnte und mein Blick fällt auf das Foto am Nachtkästchen. „Oh, Ihre Frau?" höre ich mich sagen. Herr S. seufzt. Ich will nicht in ihn dringen und warte ab. Plötzlich bricht es aus ihm heraus, seine Frau ist zu Hause und wegen ihres schlechten Gesundheitszustandes auf seine Hilfe angewiesen, er sollte nach seinen Worten eigentlich gar nicht hier sein. Wir besprechen die Situation mit seiner Frau und ich nehme zu unserer Entlassungsmanagerin Kontakt auf. In Absprache mit Herrn S. und seiner Frau wird mit dieser eine Lösung gefunden, die die Versorgung von Frau S. im Einvernehmen mit dem Ehepaar sichert. Herr S. wirkt nun entspannt und drückt dies auch aus.

Mit dieser Geschichte aus dem Alltag möchte ich zeigen, wie eine Pflege, bestehend aus Wissen und fürsorglicher Zuwendung, sprich Caring, oft viel gezielter und nachhaltiger wirkt, als unser reines Expertenwissen oder das sogenannte „Liebsein". Doch dazu braucht es viel mehr als das persönliche Engagement Einzelner. Es braucht vor allem eine Organisation, die durch patientenorientierte Struktur und Führung eine fürsorgliche Haltung der Pflegenden fördert und unterstützt.

Institutioneller Rahmen

Schon vor mehr als hundert Jahren wurde eine Form von Caring in den Fokus der Pflege des Rudolfinerhauses gestellt. So zitiert eine Pflegerin 1929 aus ihrer Erinnerungen den Gründer des Rudolfinerhauses am Ende des 19. Jahrhunderts, Theodor Billroth: „Ich will nicht, dass in unserem Rudolfinerhaus die Schwestern den Kranken als eine Nummer behandeln. Mit Gefühl und Empfindung muss er gepflegt werden. Man muss ihn verstehen lernen" (Neue Freie Presse, 14. April 1929). Seit dieser Zeit bemühen sich die Pflegenden in Leitung, Ausbildung und Praxis diese Ideale Realität werden zu lassen, implizit kann man dies in den verschiedensten geschichtlichen Schriften des Hauses zwischen den Zeilen nachlesen.

Einen wichtigen Meilenstein für die Grundlage von Caring setzte Ende der 1970er-Jahre die damalige Leiterin des Pflegedienstes und der Gesundheits- und Krankenpflegeschule am Rudolfinerhaus, Elisabeth Seidl. Sie gehörte zu einer der Ersten, die in Österreich eine bewusst patientenorientierte Pflege einzuführen begann und zu diesem Thema auch publizierte. Seidl stellte unter anderem die damals funktionsorientierte Pflege auf Bezugspflege um, implementierte schrittweise den Pflegeprozess mit dem Fokus auf die PatientInnen und führte eine Studie mittels Befragung von PatientInnen zu deren Schlafbedürfnissen am Rudolfinerhaus durch. Durch die Einführung neuer Organisationsformen, der von ihr vorgelebten Haltung sowie intensiver Vortragstätigkeit prägte sie einige Generationen von Pflegenden in der Thematik der patientenorientierten Pflege. Unter Elisabeth Seidl wurde das erste Pflegeleitbild am Rudolfinerhaus entwickelt, das heute noch immer Bestand hat. Hier einige Punkte daraus, in denen die patientenorientierte Haltung bzw. Caring im Vordergrund stehen:

- *„Unser pflegerisches Denken und Handeln sieht den Menschen als ein Individuum, geprägt durch sein soziales und kulturelles Umfeld. Diese Sichtweise ist die Voraussetzung für unser Verständnis seiner Empfindungen und Bedürfnisse im körperlichen, geistigen, emotionalen und spirituellen Bereich."*
- *„Pflege besteht aus dem Einsatz von beruflichem Wissen und Können und aus dem Aufbau einer vertrauensvollen professionellen Beziehung. Sie wird auf die jeweiligen Bedürfnisse der zu betreuenden Menschen abgestimmt …"*
- *„Wir pflegen nach der patientenzentrierten Organisationsform. Dem zu betreuenden Menschen steht eine Bezugsperson zur Seite, die die Verantwortung für die gesamte Pflege im Rahmen ihrer Schicht übernimmt und die Patientin/den Patienten nach Möglichkeit über längere Zeit begleitet."*
- Caring ist im Leitbild auch in der Führung von MitarbeiterInnen zu finden: *„Führen bedeutet für uns ein Klima der Motivation und Offenheit zu schaffen, um gemeinsame Ziele zu erreichen. Kooperatives Verhalten, Opti-*

Caring – privates Engagement oder definierte Aufgabe der Stationsleitung?

mieren des Kommunikations- und Informationsflusses und Respektieren der Würde und Privatsphäre jeder Mitarbeiterin/jedes Mitarbeiters sind Grundsätze unserer Arbeitskultur."

Um dieses schriftliche Leitbild lebendig zu halten, wurden in den darauffolgenden Jahren Instrumente zur Umsetzung einer patientenorientierten Pflege entwickelt und ausgebaut. Dazu gehören unter anderem die Bezugspflege, die Pflegevisite und der Pflegeprozess. Sie sind in Form von Standards im Rudolfinerhaus verankert und einzusehen.

Seit dem letzten Jahr wird der Begriff „Caring" im Rudolfinerhaus explizit verwendet und folgendermaßen definiert: *„Caring bedeutet für uns im Rudolfinerhaus mit dem Patienten dort in Kontakt zu treten, wo er sich im Moment mit seinen Gedanken, Emotionen und Handlungen befindet. Caring ist eine bewusste Form, wie auf Menschen eingegangen wird und setzt ein Bewusstsein für die Welt des anderen voraus."* Diese Definition wurde vom Leitungsteam der Pflege im Rahmen einer Leitungsklausur zum Thema „Was zeichnet die Pflege im Rudolfinerhaus aus?" erarbeitet.

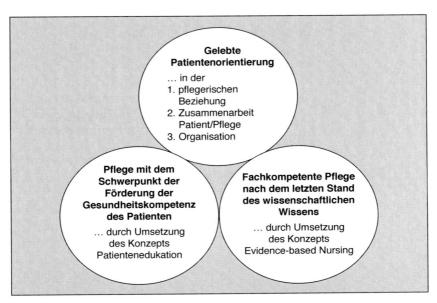

Abb. 1: Was zeichnet die Pflege im Rudolfinerhaus aus?

Im Punkt „Gelebte Patientenorientierung" werden zur Umsetzung die Bezugspflege, die Pflegevisite mit einem patientenorientierten Pflegeprozess und eine professionelle empathische Beziehung als wichtig erachtet und dementsprechende Ziele und Erfolgskenngrößen für die Pflege festgelegt. Caring wird in dem dazu entwickelten Papier explizit angeführt und wie oben definiert. Patientenorientierung bildet für das Rudolfinerhaus den Rahmen, in dem der Aspekt Caring eingebettet ist.

Im Folgenden werden die Bezugspflege, der Pflegeprozess und die Pflegevisite in Bezug auf Caring und Patientenorientierung und deren Umsetzung im Rudolfinerhaus beschrieben.

Umsetzung von Patientenorientierung und Caring in die Praxis

Bezugspflege

Bezugspflege im Rudolfinerhaus bedeutet, dass dem zu betreuenden Menschen eine Bezugsperson zur Seite steht, die die Verantwortung für die gesamte Pflege im Rahmen einer Schicht übernimmt und ihn nach Möglichkeit über längere Zeit begleitet. Durch die Kontinuität der Betreuung und der ganzheitlichen Sichtweise können sich Pflegende und PatientInnen näher kennenlernen und ein Vertrauensverhältnis aufbauen, eine Grundlage für Caring. Viele Pflegende schätzen die Organisationsform der Bezugspflege sehr. Durch die gesamte pflegerische und organisatorische Verantwortung für die ihnen zugeteilten PatientInnen mit all ihren Bedürfnissen sehen sie mehr Gestaltungsmöglichkeiten.

Die Kontinuität der Betreuung wird durch die tägliche Arbeitsverteilung mittels „Steckplan" durch die Stationsleitung gewährleistet. Hierbei wird jeder Pflegeperson eine bestimmte Anzahl an PatientInnen zugeteilt, für die die Pflegeperson während ihrer Schicht die Verantwortung für die Organisation der Betreuung übernimmt. Der erwartete Arbeitsaufwand, die Erfahrung und der Wissensstand der Pflegeperson werden berücksichtigt. Auch persönliche Wünsche von PatientInnen und Pflegenden finden von der Stationsleitung nach Möglichkeit Beachtung. Manchmal kommt es auch vor, dass die Beziehung aus verschiedenen Gründen zwischen einer Patientin bzw. einem Patienten und einer Pflegenden belastet ist, Caring ist in diesen Fällen schwer lebbar. Die Stationsleitung bespricht mit den Beteiligten die Situation, gegebenenfalls übernimmt eine andere Pflegeperson die Betreuung.

Beispiel: Bei der Dienstübergabe in der Früh erzählt eine Kollegin, dass es ihr schwerfällt, mit Herrn B. ins Gespräch zu kommen. „Er wirkt so verschlossen." Spontan bittet eine andere Kollegin, die Betreuung von Hr. B. übernehmen zu dürfen. Sie hat erfahren, dass er Besitzer eines Hundes der gleichen seltenen Rasse wie ihr Hund ist. Durch das gemeinsame Interesse kann die Kollegin tatsächlich eine vertrauensvolle Beziehung zu Herrn B. aufbauen, sodass er sich schon jedes Mal freut, wenn die Kollegin wieder seine Betreuung übernimmt.

Die Bezugspflegenden stellen sich bei der ersten Kontaktaufnahme in der Früh bei den PatientInnen vor, erklären ihre Zuständigkeit und besprechen gemeinsam den Tagesablauf. Bedürfnisse in Abstimmung mit den geplanten pflegerischen, diagnostischen und therapeutischen Maßnahmen werden berücksichtigt. Diese Informationen sind für die PatientInnen sehr wichtig, geben ihnen Sicherheit und stellen auch eine Form des Caring dar. Die Bezugspflegenden sind in der Zusammenarbeit mit anderen Berufsgruppen für die Koordination der geplanten Maßnahmen verantwortlich. Gelingt es den Bezugspflegenden ein Vertrauensverhältnis aufzubauen, fungieren sie oft als VermittlerInnen zwischen den Angehörigen verschiedener Gesundheitsberufe und den PatientInnen. Die Bezugspflege fördert den Beziehungsaufbau zwischen Pflegenden und PatientInnen durch die kontinuierliche Betreuung und die Übernahme der Verantwortung des gesamten Betreuungsprozesses – Caring kann gelebt werden. Die Stationsleitung kann dies mit einer passenden Zuteilung der Pflegenden zu den jeweiligen PatientInnen positiv beeinflussen.

Pflegeprozess und Pflegevisite

Im Rahmen der Pflegevisite wird der Pflegeprozess gemeinsam mit den PatientInnen bearbeitet. Ziel des Pflegeprozesses ist es, die tatsächlichen Bedürfnisse der PatientInnen zu erfassen, die Interventionen mit ihnen gemeinsam zu planen und nach der Durchführung gemeinsam zu evaluieren. Die Bezugspflegeperson ist für die korrekte Durchführung des Pflegeprozes-

ses verantwortlich und beginnt mit einer ausführlichen Anamnese. Hier ist die erste Möglichkeit, eine konstruktive und auf gegenseitigem Vertrauen aufbauende Zusammenarbeit zu beginnen. Um eine patientenorientierte Pflege zu gewährleisten, ist im Anamneseformular u. a. die Dokumentation des subjektiven Empfindens zum Gesundheitszustand, zu den Auswirkungen auf den Alltag und zur bisherigen Bewältigung der Gesundheitsprobleme der PatientInnen vorgesehen. Auch pflegerelevante Erfahrungen bei früheren Spitalsaufenthalten werden erfragt, um eventuell entstandene Ängste oder Probleme zu mildern bzw. ausräumen zu können. Nach Möglichkeit werden Aussagen der PatientInnen zu ihrem Gesundheitszustand in deren Worten niedergeschrieben und als solche gekennzeichnet. Die Dokumentation findet gemeinsam mit den PatientInnen statt.
Hier zwei Beispiele, wie subjektive Aussagen dokumentiert werden:

... sagt, dass sie unter Schwäche und Müdigkeit leidet, seit dem Wochenende „können mich meine Beine nicht mehr tragen" ...
... sagt, dass sie gar nichts mehr essen möchte ...

Die subjektiven persönlichen Aussagen der PatientInnen sind unverfälscht, die Interpretation der Pflegeperson fällt weg. Bei der Evaluation von Pflegemaßnahmen können Pflegende in der Sprache der PatientInnen sprechen und so direkt darauf Bezug nehmen. Aus den Informationen der Anamnese werden Pflegediagnosen erstellt, Maßnahmen geplant und täglich bei der Pflegevisite gemeinsam mit den PatientInnen im Pflegebericht evaluiert und dokumentiert.
Kobleder (2010) stellte in ihrer am Rudolfinerhaus durchgeführten Studie fest, dass die von den Pflegenden am wichtigsten erachtete Pflegediagnose nicht unbedingt von den PatientInnen für wesentlich erachtet wird. Aus diesem Grund wird die für die Patientin bzw. den Patienten bedeutendste Pflegediagnose in der Pflegedokumentation markiert. Dies gibt die Möglichkeit, im Besonderen darauf eingehen zu können.

Beispiel: Frau K. ist in allen ATLs eingeschränkt und die Pflegeperson bespricht in einer ausführlichen Anamnese die Situation mit der Patientin. Ziel ist es, die Patientin zu unterstützen, den Alltag zu Hause wieder selbstständig bewältigen zu können. Das bedeutet für die Kollegin, die Patientin primär bei der Körperpflege zu unterstützen und anzuleiten, damit sie diese wieder alleine durchführen kann. Am Ende des Gespräches wirkt die Patientin nicht ganz zufrieden und das erzählt mir die Kollegin. Bei meinen täglichen Patientenbesuchen erfahre ich von Frau K. in einem Gespräch über ihre Wohnsituation, dass es ihr größter Wunsch ist, wieder auf ihre Terrasse zu gelangen. „Wissen Sie, der Garten ist für mich mein Ein und Alles, wenn ich doch nur wieder hinaus könnte." Das ist ihr nicht möglich, da sie dabei einige Stufen zu überwinden hat. Für die Körperpflege hat sie bereits Unterstützung, das ist für sie kein Thema. So organisieren wir gemeinsam mit dem Entlassungsmanagement eine Wohnungsbegehung und mit einem kleinen Umbau kann ein barrierefreier Zugang zur Terrasse ermöglicht werden. Der Schwerpunkt der mit der Patientin gemeinsamen Planung verlagert sich somit auf die Verbesserung der Mobilisation und sie besucht so oft es möglich ist, in Begleitung den Patientengarten. Sie hat für sich wieder ein erstrebenswertes Ziel gefunden und ist voller Zuversicht.

Die Pflegevisite ist im Rudolfinerhaus ein regelmäßiger Besuch bei und ein Gespräch mit PatientInnen über ihren Pflegeprozess (vgl. Heering 2004, S. 52). Es dient einerseits dazu, sie bewusst, gezielt und aktivierend in alle Schritte des Pflegeprozesses zu integrieren. Andererseits ermöglicht es einen effizienten Kommunikationsfluss zwischen allen Beteiligten. Ziel ist es, die PatientInnen entsprechend der individuellen Bedürfnisse am Krankheits-/Genesungsprozess zu beteiligen, die aktuelle Befindlichkeit der PatientInnen zu erfassen und die Entlassungsziele und Pflegediagnosen mit den PatientInnen zu besprechen und diese gemeinsam zu formulieren. In diesem Gespräch werden die PatientInnen auch über den weiteren Tagesablauf informiert.

Die Pflegevisite wird täglich von der Bezugspflegeperson geführt und im Pflegebericht dokumentiert. Ist die Durchführung der Pflegevisite nicht möglich, so ist dies auch zu dokumentieren. Zum Beispiel kann es bei Menschen mit Demenz schwierig sein, eine Pflegevisite durchzuführen. Manche freuen sich über das Gespräch, andere wiederum fühlen sich durch die vielen Fragen überfordert und sind irritiert. Hier liegt es an der Pflegeperson, sich in die Situation einzufühlen, die Fragen an die Situation angepasst zu stellen und eventuell bewusst auf eine Pflegevisite zu verzichten.

Zur Durchführung einer Pflegevisite ist von den Pflegenden sehr viel kommunikative Kompetenz notwendig. Die Art, wie Fragen gestellt werden, angepasst an den Menschen und die jeweilige Situation, machen den Unterschied aus, wie PatientInnen darauf antworten bzw. antworten können.

Wichtig sind auch gute Rahmenbedingungen für die Pflegevisite, eine erfahrene Kollegin erzählt dazu:
„Wenn während des Gesprächs eine Glocke läutet, sind die PatientInnen irritiert. Auch wenn man sich selbst bemüht, ruhig zu sein, ist es allein die Glocke, die bewirkt, dass sie sich verschließen. Sie sagen, die Pflegende hat so viel zu tun, da können sie diese nicht noch zusätzlich belasten. Durch gute Rahmenbedingungen können die eigentlichen Probleme leichter angesprochen werden, wir können diese mit gezielten Fragen herausarbeiten, um sie anschließend schrittweise zu bearbeiten. Bei der Pflegevisite kommen Probleme zum Vorschein, die man bei ‚Nebenbeigesprächen' wie zum Beispiel während der Körperpflege, nie erfahren würde. Ich beginne die Pflegevisite meist mit Alltagsgesprächen. Dabei kann ich zeigen, dass ich die PatientInnen als Menschen wahrnehme, mich für sie als Person interessiere. Diese Einführung schafft mir eine Basis und ist ein ‚Türöffner', um mit professionellen Gesprächen einhaken zu können."
Pflegevisiten sind in der Dauer und Intensität unterschiedlich. Ist schon vorauszusehen, dass eine Pflegevisite mit schwieriger Problematik auf eine Pflegeperson zukommt und besondere Ruhe braucht, übernehmen andere Pflegende aus dem Team für diese Zeit ihre zugeteilten PatientInnen. Die Pflegevisite ist in einem Standard verankert. Dies bedeutet, die Institution lässt ein persönliches Gespräch der Pflegenden mit den PatientInnen nicht nur zu, sondern fordert es auch als Teil der beruflichen Arbeit. Diese persönlichen Gespräche, die nicht nur an ein persönliches Engagement gebunden sind, erhöhen die Chance, dass Caring gelingen kann.

Das Ausmaß von Caring

Wenn Caring ein wichtiger Faktor in der Patientenbetreuung einer Organisation sein soll, stellt sich die Frage, was an und in welchem Ausmaß Caring gebraucht wird. Zojer (2011) beschreibt in ihrer Studie, dass Pflegende andere Aspekte des Caring (wie z. B. Verfügbarkeit, Information und Förderung, Wohlbefinden schaffen, Vorausschauen, vertrauensvolle Beziehung und fachliche Sicherheit) für wichtiger erachten als PatientInnen dies tun, diese aber je nach Krankheitsbild wieder andere Caring-Prioritäten setzen. Dies bedeutet, für Caring keine allgemeingültigen Aussagen treffen zu können, was PatientInnen in bestimmten Situationen diesbezüglich als wesentlich erachten. Es bedarf einer differenzierten Betrachtungsweise der Caring-Bedürfnisse. Pflegende versuchen durch einfühlende Fragen herauszufinden, was PatientInnen in der jeweiligen Situation brauchen. Während zum Beispiel die eine Patientin in ihrer Situation emotionale Zuwendung braucht, wie zum Beispiel auch das Halten der Hand, will eine andere ganz konkrete Informationen über das, was sie erwartet und lehnt jeden Körperkontakt ab. In einer plötzlichen Krise würde sie eventuell aber doch auch einer zusätzlichen Zuwendung bedürfen. Für viele, die nur kurze Zeit im Krankenhaus verbringen, oder die durch Angehörige eine dauerhafte fürsorgliche Zuwendung erfahren, ist das Wichtigste, eine fachkompetente Versorgung zu erhalten und benötigen nicht viel mehr.

Caring-Bedürfnisse können teilweise in der Anamnese bzw. den Pflegevisiten durch das Fragen nach der Befindlichkeit und den Erwartungen erfasst und gegebenenfalls dokumentiert werden. Ein großer Teil findet jedoch in der jeweiligen Situation in der Beziehung zwischen Pflegenden und PatientInnen statt, dies bedarf von der Pflegenden eine sensible Wahrnehmungsfähigkeit und gegebenenfalls eine entsprechende, individuell angepasste Reaktion.

Aus Sicht der Stationsleitung stelle ich fest, wie Pflegende mit langer Erfahrung, hoher fachlicher Kompetenz und natürlich auch der Bereitschaft und Freude, mit Menschen eine berufliche Beziehung einzugehen, Caring leichter umsetzen können als Pflegende mit wenig Erfahrung und Fachkompetenz. Unsicherheit in fachlicher Hinsicht bewirkt, dass sich Pflegende auf das Fachliche bzw. Technische konzentrieren müssen und der Fokus der Beziehung in den Hintergrund rückt. Zusätzlich braucht es einige Erfahrung in Gesprächsführung, um auch auf die nicht offensichtlich erscheinenden, aber oft wichtigen Probleme der PatientInnen zu stoßen. Die Aufgabe als Stationsleitung, die Entwicklung in fachlicher und kommunikativer Hinsicht bei den jungen Pflegenden zu fördern, ist aus diesem Grund auch hinsichtlich einer fürsorglichen Pflegepraxis, des Caring, eine wichtige Maßnahme.

Margit Partoll

Aufgaben der Stationsleitung im Rahmen einer patientenorientierten Pflege

Einerseits besteht in Bezug auf Caring die Aufgabe, eine fürsorgliche Haltung zwischen Pflegenden und PatientInnen zu fördern und andererseits mit den KollegInnen ein möglichst wertschätzendes und von gegenseitiger Sorge getragenes Umfeld zu erarbeiten. Grundvoraussetzung für beides ist es, als Stationsleitung selbst diese Haltung zu leben.
Im Folgenden werden einzelne Führungsinstrumente besprochen; sie sind teilweise als Standards im Rudolfinerhaus festgelegt und sollen unter anderem Unterstützung bieten, Caring-Verhalten bei Pflegenden zu fördern. Führungsinstrumente sind Hilfsmittel, deren erfolgreicher Einsatz vor allem von der Haltung und den Wertvorstellungen der Führungskraft abhängt. Ich bin überzeugt, dass eine fürsorgliche Haltung der Stationsleitung gegenüber ihren MitarbeiterInnen notwendig ist, damit diese selbst Caring gegenüber den PatientInnen leben können. In diesem Sinne werden die folgenden Führungsinstrumente in der Umsetzung in erster Linie als Personalentwicklungsinstrumente verstanden, die Kontrolle ist mehr oder weniger ein Nebenprodukt daraus. Bei der Anwendung dieser Instrumente versuche ich auch den KollegInnen wertschätzend und unterstützend gegenüberzutreten und manchmal gelingt es, auch auf dieser Ebene Caring spürbar zu machen.

Managementpflegevisite

Die Managementpflegevisite ist für mich ein wichtiges Führungsinstrument zur Umsetzung einer patientenorientierten Pflege. Die Durchführung ist in einem Standard des Rudolfinerhauses festgelegt und findet einmal pro Woche durch die Stationsleitung statt. Hierbei begleitet sie eine Pflegeperson bei der Pflegevisite. Dies wird am Morgen festgelegt und die Patientin bzw. der Patient im Vorfeld darüber informiert. Anhand des Formulars „Managementpflegevisite" reflektieren die Stationsleitung und Bezugspflegeperson nach diesem Patientengespräch die Pflegevisite. Neben formalen Punkten wird dabei auf das subjektive Befinden der Patientin bzw. des Patienten und die Prioritäten ihrer Gesundheitsprobleme während der Pflegevisite Bezug genommen, auch die Beziehung zwischen den GesprächspartnerIn-

Caring – privates Engagement oder definierte Aufgabe der Stationsleitung?

nen, sprich Caring, ist ein Thema der Reflexion. Mir ist es in der Begleitung wichtig, die Stimmung des Gesprächs während der Pflegevisite zu erfassen und zu reflektieren, wie sehr es gelingt, die Bedürfnisse der PatientInnen zu erkennen und in welcher Weise die Informationsweitergabe und die professionelle Beratung eingesetzt werden. Lösungen für schwierige Situationen werden gemeinsam entwickelt.

Besondere Problematiken der PatientInnen werden von der Stationsleitung nach Möglichkeit in Besprechungen mit dem gesamten Team weiterverfolgt. Sie sollen Anliegen aller anwesenden Pflegenden werden, gemeinsam werden Lösungsmöglichkeiten entwickelt und gegebenenfalls als Pflegediagnosen oder Maßnahmenplanung dokumentiert.

Hier ein Beispiel:

Frau M. ist eine alte Dame, kognitiv eingeschränkt und sehr mangelernährt. Sie ist sehr schnell ungehalten, wenn sie etwas nicht ganz versteht oder sich bevormundet fühlt. Sie isst sehr wenig, bekommt dann gleich Durchfälle, isst noch weniger und soll parenteral ernährt werden. Je mehr wir versuchen, sie zu überzeugen, die Nahrung doch anzunehmen, desto aufgeregter wird sie. Bei der Pflegevisite sagt sie, dass ihr auf die parenterale Ernährung, die über Nacht läuft, sehr übel wird. Das Problem nehme ich ins Team. Wir diskutieren im Team, was zu tun sei. Einige meinen, man muss doch ernähren, Sachwalterschaft kommt ins Gespräch. Andere KollegInnen sind der Ansicht, oberstes Gebot ist der Patientenwille. Bei einem weiteren Besuch bei Frau M. gelingt es mir, herauszufinden, dass sie sich in der Nacht vor der Infusion fürchtet, ihr das unheimlich sei. Sie hat dazu Sorge, zu vergessen, dass sie an der Infusion hängt und dadurch etwas passieren könnte. So entscheiden wir gemeinsam, nur die Hälfte der Infusion und diese am Tag zu geben. Das funktioniert einen Tag gut und einen anderen wieder weniger, aber Frau M. erscheint entspannter und ihr Mann äußert seine Zufriedenheit darüber.

Die Erfahrung zeigt, dass die Freude der Pflegenden an einer kreativen Lösung eines Patientenproblems sehr groß ist. Durch Reflexion mit einzelnen Pflegenden und im Team können unter anderem Pflegebeziehungen näher betrachtet und ethische Konflikte und Hintergründe von Patientenproblemen diskutiert werden, um damit die Entwicklung von Caring zu fördern.

Margit Partoll

Mitarbeiterorientierungsgespräch

Ein weiteres Führungsinstrument ist das Mitarbeiterorientierungsgespräch, das einmal jährlich stattfindet. Mir ist es wichtig, mir ausreichend Zeit dafür zu nehmen. Neben Punkten wie zum Beispiel der Karriereplanung der Pflegeperson werden auch kommunikative Fähigkeiten und Werthaltungen, die für erfolgreiches Caring grundlegend sind, besprochen und reflektiert. In diesem Rahmen versuche ich auch meine Wertschätzung auszudrücken, im Bedarfsfall überlegen wir gemeinsam Unterstützungsmöglichkeiten zur Weiterentwicklung. Eventuelle Belastungen der Pflegenden finden in diesem Gespräch auch besonderes Gehör, um gemeinsam nach Lösungen suchen zu können.

Besprechungen im Team

Ich versuche im Rahmen von Dienstübergaben die Möglichkeit zu schaffen, auftretende schwierige Situationen kurz im Team zu reflektieren. Das bewährt sich insofern, als Probleme zeitnah besprochen werden können. Ich kann sensibler auf die jeweilige Situation reagieren und den Pflegenden zum richtigen Zeitpunkt Unterstützung anbieten. Treten bestimmte Probleme immer wieder auf, werden sie in einer Teamsitzung zum Thema, eventuell auch mit Unterstützung von ExpertInnen, wie z. B. einer Arbeitspsychologin. In der Regel sind es weniger medizinisch-pflegerische Fachprobleme, die uns zu Diskussionen veranlassen, sondern meist „schwierige" zwischenmenschliche Situationen oder belastende, scheinbar unlösbare Geschichten. Die Pflegenden erzählen bei diesen Gelegenheiten auch von gelungenen Situationen; das stärkt und macht Mut, kommenden Problemen zu begegnen. Zwischen den Zeilen dieser Geschichten ist oftmals dieses schwer fassbare gelebte Konzept von Caring für alle spürbar. Ganz besonders ist auch der Lerneffekt dieser Geschichten für die Teammitglieder. Wenn auch vieles davon nicht analysiert wird oder werden kann, bleibt der Eindruck, dass junge, unerfahrene KollegInnen implizit die Einstellungen der erfahrenen Pflegenden aufnehmen und sich an einem Erfolg mitfreuen. Wie überall ist die Zeit im Alltag und auch in der Zeit der Dienstübergabe meist sehr knapp bemessen. Der Austausch im Team erscheint mir aber ganz zentral. Dafür muss nach Möglichkeit Zeit geschaffen werden.

Caring – privates Engagement oder definierte Aufgabe der Stationsleitung?

Tägliche Patientenbesuche

Ein großes Anliegen sind mir die täglichen Besuche bei den PatientInnen. Es gelingt mir großteils, täglich alle PatientInnen wenigstens kurz zu besuchen und dadurch kennenzulernen. Durch das Zusammenspiel von Dienstübergabe, Dokumentation und Besuchen erhalte ich einen guten Ein- und Überblick über die Geschehnisse und kann erkennen, wo Unterstützung gebraucht wird. Bei diesen Kurzbesuchen werden die von den Pflegenden berichteten Problematiken bei den PatientInnen oder Beschwerden angesprochen, um zu zeigen, dass diese Schwierigkeiten auch von der Stationsleitung ernstgenommen und lösungsorientiert behandelt werden. Meist besteht dieser Besuch lediglich aus einer Begrüßung und Fragen nach dem persönlichen Befinden. Wichtige hier erhaltene Informationen gebe ich wieder an das Team bzw. an die Bezugspflegenden weiter. Die Patientenbesuche werden von PatientInnen sehr geschätzt, oft drücken sie ihre Dankbarkeit für den Besuch aus und zuweilen entsteht in einem solchen Gespräch auch dieser besondere, sogenannte „caring moment".

Teampflege

Als Stationsleiterin ist es mir ein Anliegen, dass auch die Teammitglieder untereinander Caring, gegenseitige Wertschätzung und Fürsorge entwickeln und erhalten können. Ein gutes Team arbeitet besser und belastende Situationen können durch gegenseitige Unterstützung leichter bewältigt werden. Um das Team zu stärken, bedarf es neben den oben besprochenen beruflich fachlichen Teamgesprächen auch gemeinsamer Feste, das Feiern der einzelnen Geburtstage und dies manchmal außerhalb des Krankenhauses. Die gegenseitige Wertschätzung und Freude an Erfolgen in der Betreuung der PatientInnen wird als sehr wertvoll erlebt und es gilt, dies zu fördern.
Ich sehe es als ganz große Herausforderung, den Caring-Aspekt im Stationsalltag gut zu integrieren. Trotz langjähriger Berufserfahrung und der Auseinandersetzung mit neuen Entwicklungen der Pflege stoße ich in meiner Arbeit immer wieder auf neue Herausforderungen und Grenzen. Reflexionen und Gespräche mit den Pflegeberaterinnen des Hauses, der Austausch mit dem Leitungsteam und meine Mitarbeiterorientierungsgespräche mit der Pflegedirektorin geben mir Unterstützung.

Margit Partoll

Herausforderungen

Das richtige Maß an Caring in der pflegerischen Beziehung

Eine tägliche Herausforderung für Pflegende ist es, zu erkennen, in welcher Form und in welchem Ausmaß PatientInnen Zuwendung brauchen, und ob sie sie auch zu geben imstande sind. Wir erleben, dass viele Pflegepersonen, die sich für den Beruf entscheiden, eine große Bereitschaft aufweisen, Caring umzusetzen. Dies ist einerseits für sie erfüllend, andererseits sind bei übergroßem Engagement manchmal die Grenzen zur Überforderung nicht sichtbar. Als Stationsleitung sehe ich hier meine Aufgabe, den Einsatz der KollegInnen zu beobachten und rechtzeitig Maßnahmen zu ergreifen, damit eine Überforderung sich nicht zum Burnout entwickelt. In Mitarbeiterorientierungsgesprächen und Managementpflegevisiten kann ich unter anderem darauf Bezug nehmen. So können wir auch das richtige Maß „Zuviel" bzw. „Zuwenig" an Caring diskutieren und eventuelle Maßnahmen setzen.

Stressbelastung

Immer eine Herausforderung ist die Stressbelastung bei Personalengpässen und Zeitmangel durch die Betreuung von vielen PatientInnen mit hohem Pflegebedarf. Caring ist eine Haltung, die es bestmöglich zu wahren gilt. Ist es vielleicht nicht gleich möglich, ein vertieftes Gespräch mit manchen PatientInnen zu führen, ist es mir ein Anliegen, dennoch das Verständnis für die Bedürfnisse unserer PatientInnen zu zeigen und nicht auf uns bezogen unprofessionell vor ihnen über unseren Stress zu klagen. Die Erfahrung zeigt, dass PatientInnen sehr viel Verständnis für die Lage der Pflegenden zeigen. Sie sind gerne bereit, ein Gespräch auf einen späteren Zeitpunkt zu verschieben, dieser muss dann aber auch unbedingt eingehalten werden.
Wenn die Stressbelastung sehr hoch ist, unterstütze ich die KollegInnen in der direkten Pflege und verschiebe nach Möglichkeit kurzfristig meine Managementaufgaben. Hält die Situation länger an, helfen einander die Stationen mit Personal aus. Da im Rudolfinerhaus die Organisation auf allen Stationen ähnlich ist, ist die Umstellung nicht so schwer und wird von den KollegInnen positiv aufgenommen. Notfalls werden kurzzeitig Pflegen-

de von einem hauseigenen Pool, bestehend aus ehemaligen MitarbeiterInnen oder MitarbeiterInnen in Karenz, eingesetzt.

Sicherheit versus Patientenbedürfnisse

Pflegende bewegen sich in dem Spannungsfeld, einerseits für die Sicherheit der PatientInnen sorgen zu müssen und ihnen andererseits möglichst alle individuellen Bedürfnisse zu erfüllen. Einmal ist fachkompetente Pflege gefragt, möglichst evidenzbasiert, andererseits stehen der Fachmeinung manchmal trotz Aufklärung über Gefahren die persönlichen Bedürfnisse der PatientInnen entgegen. Das frustriert manche Pflegeperson, wenn eine scheinbar „vernünftige" Intervention nicht angenommen wird. Als Stationsleiterin versuche ich die Problematik im Team zu besprechen. Meine Aufgabe ist es, immer wieder darauf hinzuweisen, sich in die Lage der Patientin bzw. des Patienten zu versetzen, die eigene Meinung vorerst beiseite zu schieben und noch einmal zuzuhören, was hinter der Äußerung des Menschen stehen könnte. Manchmal kommen wir hinter das dahinterliegende Problem, finden gemeinsam eine Lösung, einen tragbaren Kompromiss oder zumindest Verständnis bzw. Akzeptanz für das Verhalten der Person.

Interdisziplinäre Zusammenarbeit

Patientenorientierte Pflege und Caring können nur erfolgreich umgesetzt werden, wenn das gesamte Betreuungsteam einer Institution diese als wesentliche Werte anerkennen und mittragen. Verschiedene Wertvorstellungen, wie z. B. unterschiedliche Ansichten, ob eine Intervention entgegen dem Patientenwillen eingesetzt werden soll und dies nicht diskutiert werden kann, sondern die hierarchischen Strukturen entscheiden, stehen der Umsetzung einer patientenorientierten Betreuung entgegen. Probleme müssen immer wieder diskutiert und neu ausgehandelt werden, hier kommt der Stationsleitung eine wichtige Rolle zu.

Margit Partoll

Resümee

Im Rudolfinerhaus steht der patientenorientierte Pflegeprozess, der durch Bezugspflegende umgesetzt wird, im Mittelpunkt der Betreuung unserer PatientInnen. Wichtig ist dabei, dass der Pflegeprozess direkt mit den PatientInnen besprochen, dokumentiert und evaluiert wird und ihre subjektiven Befindlichkeiten Gehör finden. Unsere Bemühungen werden nur erfolgreich sein, wenn wir in diesem Prozess mit den PatientInnen dort in Kontakt treten, wo sie sich gerade mit ihren Gedanken, Emotionen und Handlungen befinden. Diese Form von Caring ist Grundlage, um nicht an den Bedürfnissen der PatientInnen vorbei Pflegeinterventionen zu setzen. Aus diesem Grund ist für uns Caring Pflicht und nicht Kür.

Das persönliche Engagement Einzelner für patientenorientierte Pflege und Caring ist immer willkommen, kann aber als Einzelkämpfertum kaum etwas bewirken. Caring darf nicht dem Zufall überlassen sein, sonst wird es willkürlich und punktuell. Aus diesem Grund ist neben der schon lange Jahre gelebten patientenorientierten Pflege nun auch Caring als definiertes Ziel des Rudolfinerhauses festgehalten. Die Stationsleitung hat hier eine wichtige Rolle zu erfüllen, sie ist Dreh- und Angelpunkt, damit Caring gelebt werden kann.

Literaturverzeichnis

Heering, Christian (2004): Formen der Pflegevisite in der stationären Pflege. In: Heering, Christian (Hg.): Das Pflegevisiten-Buch. Bern: Huber, S. 45–57.

Kobleder, Andrea (2010): Unterschiede in der Wahrnehmung pflegerelevanter Situationen zwischen Patienten und Pflegepersonen. Diplomarbeit, Universität Wien.

Zojer, Eva (2011): Careful. Caring-Bedürfnisse von onkologisch erkrankten Menschen im postoperativen, behandlungszentrierten und palliativen Setting. Dissertation, Universität Wien.

Professionalisierung und Caring – passt das überhaupt zusammen?

Heiner Friesacher

Einleitung

Um es gleich vorwegzunehmen: Professionalisierung und Caring passen nicht nur zusammen, in einem modernen Professionsverständnis helfender Berufe ist Caring in Form von fürsorglicher Praxis eine notwendige und konstitutive Basis professionellen Handelns. In Zeiten restriktiver Rahmenbedingungen und einem immerwährenden Pflegenotstand droht das Eigentliche der Pflege allerdings zu einem Randphänomen zu verkommen. In allen Handlungsfeldern der Pflege geht es – oftmals mit immer weniger Personal – darum, Arbeit zu erledigen, Routinen aufrechtzuerhalten und eine Basisversorgung zu gewährleisten. In der Organisation der Arbeit ist ein ‚Roll-Back' von funktioneller Pflege zu beobachten. Theoriegeleitete und -begründete, patienten- und bewohnerorientierte Pflege, die sich spätestens seit den 80er- und 90er-Jahren des letzten Jahrhunderts als neue Leitperspektive zaghaft in den Institutionen der Pflege und gesundheitlichen Versorgung etablierte, fristet bestenfalls in schriftlich formulierten Leitbildern noch ein Schattendasein zur Gewissensberuhigung. Gleichzeitig sind Anforderungen, Ansprüche und Erwartungen an die Pflegenden enorm gestiegen. Evidenzbasierte Praxis, Leitlinien und Expertenstandards, Qualitätsmanagement und Leistungserfassung sind sicherlich notwendige, aber keinesfalls hinreichende Bedingungen für eine professionelle und damit auch fürsorgliche Pflegepraxis. Auf der Strecke bleibt „der humane Rest" (Böhme 2014, S. 9).
In diesem Beitrag wird der Versuch unternommen, Caring im Sinne von fürsorglicher Praxis als Bedingung und festen Bestandteil von professioneller Pflege darzulegen. Dazu wird zunächst auf traditionelle und neue Professionsverständnisse eingegangen. Anschließend soll Caring, trotz aller Schwierigkeiten einer eindeutigen begrifflichen Fassung, als fürsorgliche Praxis expliziert werden. Mit Ausführungen zur Pflege als Hilfehandeln und zum Caring als Basis professioneller Arbeit kann am Beispiel der

Körperpflege gezeigt werden, dass die direkte Pflege, oftmals abgewertet als sogenannte ‚Grundpflege', den eigentlichen und komplexen, weil ethisch herausfordernden Kern der Pflege darstellt.

Professionalisierung und Professionen

Traditionelles Professionsverständnis

Allgemein gesprochen sind Professionen besondere Berufe. Professionelles Handeln ist demnach ein spezielles berufliches Handeln. In der traditionellen professionstheoretischen Sichtweise sind Merkmale wie systematisches (wissenschaftliches) Wissen, eine am Gemeinwohl ausgerichtete Handlungsorientierung (Wertbezug), die Kontrolle über die Standards der Berufsausübung (Autonomie) und die Ausbildung eines berufsspezifischen Wertekanons mit einer entsprechenden Haltung (Ethos) konstitutiv für Professionen (vgl. Combe und Helsper 1996; Krampe 2009). Professionen im so verstandenen Sinn haben demnach ein Monopol in der Ausübung bestimmter Tätigkeiten. Damit werden einerseits Machtverhältnisse und Privilegien festgeschrieben und reproduziert, andererseits aber auch ein gewisser Standard der Leistungen als Schutz der KlientInnen gewährleistet. Profession ist „im Außenverhältnis ein segregierender, nach innen ein identifizierender Begriff" (Rabe-Kleberg 1996, S. 287). Auffällig an der traditionellen Professionsdebatte ist die sehr einseitige, eine auf von Männern dominierte elitäre Berufe fixierte Ausrichtung. Typische ‚Frauenberufe' kommen im Professionalisierungsdiskurs nicht vor (Cassier-Woidasky 2007, S. 66ff.). Der Kern der Ungleichheit zwischen den Geschlechtern lässt sich mit der Teilung der Frauenarbeit in bezahlte Erwerbsarbeit und unbezahlte Hausarbeit, dem Ausschluss von gut bezahlter Lohnarbeit und der Segregation der Berufe begründen. Es lassen sich patriarchale, wirtschaftliche und staatliche Interessen einer Festigung des geschlechtlichen Ungleichverhältnisses festmachen (Rabe-Kleberg 1996, S. 280ff.; vgl. Krebs 2002; Fraser 1994). Historisch betrachtet ist die bürgerliche Polarisierung der Geschlechter in die Berufskonstruktion übertragen worden, sie wurde zur Grundlage der hierarchischen Arbeitsteilung. So verwundert es nicht, dass typischen ‚Frauenberufen' wie der Pflege das wenig aussagekräftige Etikett der Semi-Profession angeheftet wurde (Etzioni 1969).

Professionalisierung und Caring – passt das überhaupt zusammen?

Die traditionellen Professionstheorien und -diskurse sind vielfältiger Kritik ausgesetzt. Neben einer dezidiert feministisch-kritischen Perspektive (vgl. Wetterer 2002; Rabe-Kleberg 1996) werden die traditionellen Professionstheorien auch unter dem Stichwort ‚Deprofessionalisierung' kritisiert. So befürchtet Illich (1979) eine Expertendominanz durch Professionelle, die zu einer Entmündigung und Bevormundung der AdressatInnen führt und die Idee eines aufgeklärten und mündigen Patienten konterkariert. Auch die Gefahr der Verdrängung nicht formalisierbarer und impliziter Wissens- und Arbeitsformen (s.u.) kann als Kritik an einem zu einseitigen Professionsverständnis verstanden werden (vgl. Friesacher 2010, 2001).

Neues Professionsverständnis

Während die klassischen Professionstheorien primär die formalen und äußerlichen Aspekte der Professionalisierung fokussieren, gehen neuere Ansätze eher von inhaltlichen Dimensionen und innerberuflichen Prozessen aus. So expliziert Abbott (1988) eine Dreiteilung professionellen Handelns mit den Schritten Diagnose, Schlussfolgerung und Anwendung. Dabei ist die Schlussfolgerung die eigentliche professionelle Leistung, da sie „weder an nur-akademisch orientierte Wissenschaftler noch an Nur-Praktiker abgetreten werden darf" (Rabe-Kleberg 1996, S. 295) und nicht standardisierbar ist. Die Schlussfolgerung findet unter Ungewissheitsstrukturen statt, die nie in Gänze aufzulösen sind und trotzdem verantwortliches Handeln verlangen. Das setzt nach Abbott eine Zuständigkeit der Profession (und im Praxisvollzug der Professionellen) voraus, die sich aus der Trias Diagnose – Schlussfolgerung – Anwendung begründet und somit die Produktion, die Vermittlung, die Anwendung und Bewertung des Wissens beinhaltet.

In seinem strukturtheoretischen Ansatz geht Oevermann (1996) zunächst davon aus, dass professionelles Handeln erforderlich wird, wenn die Routinen der Lebensführung infrage stehen, es also zu einer Krise der Alltagspraxis kommt und die üblichen Bewältigungsmechanismen und -ressourcen nicht mehr ausreichen. Dabei zeichnet sich das professionelle Handeln durch eine eigentümliche Verschränkung zweier Handlungslogiken aus: zum einen die Orientierung an einem wissenschaftlich basierten Regelwissen, welches Erklären und die Unterordnung des Speziellen (z.B. ein pflegerisches Phänomen) unter das Allgemeine (ein Klassifikationssystem) als zentrale Operation beinhaltet (Subsumtion), und zum anderen ein individuelles, hermeneutisches Fallverstehen mit der Rekonstruktion des Ereignisses (Krankheit, Pflegebedürftigkeit, Sinnkrise) in ihrer lebensgeschichtlichen Einbettung. Diese beiden in der Praxis verschmelzenden Logiken (die in der Theorie unvereinbar sind) realisieren sich im sogenannten Arbeitsbündnis in einer Spannung aus Nähe und Distanz, diffuser und spezifischer Rolle und einer Dynamik der Macht.

Während Oevermann noch an den klassischen Kriterien wie Autonomie und wissenschaftlichem Expertenwissen festhält, stellt Heiner (2004) die Notwendigkeit einer wissenschaftlich fundierten Wissensbasis generell infrage. Professionalität ist in diesem Ansatz qualitativ gutes, fachlich versiertes Handeln. Dieses wird dann daran bemessen, ob die Ziele in der Interaktion mit den KlientInnen erreicht werden. Berufliche Autonomie und wissenschaftliche Sozialisation sind somit nicht mehr zwingende Voraussetzung für Professionalität.

Caring als fürsorgliche Praxis

Annäherung an einen schwierigen Begriff

Care ist ein komplexer Begriff, der nur schwer mit einem deutschen Wort zu fassen ist. Innerhalb der pflegewissenschaftlichen Diskussion wird bis heute kontrovers darüber diskutiert, welche Bedeutung dem Begriff zugeschrieben werden kann, an welche Theorietraditionen anzuknüpfen ist, welche Rolle Caring innerhalb der beruflichen Pflege spielt und ob Caring die Grundlage von Professionalität in der Pflege darstellen kann (vgl. Gahlings 2014; Stemmer 2003; Mackintosh 2000; Benner & Wrubel 1997; McCance, McKenna, Boore 1999 u. 1997; Schnepp 1996; Bishop & Scudder 1991). Die Positionen reichen von Sichtweisen, die Caring ausschließlich in der Pflege verorten und dem Begriff einen fast schon spirituellen Charakter zuweisen (Watson 1979), über Caring als eine pflegerische Kompetenz und ethische Haltung (Benner & Wrubel 1997) bis hin zu eher pragmatischen und kritischen Standpunkten, die unter Caring eine wenig greifbare und letztendlich paradoxe, weil nicht erklärbare, nicht evaluierbare und nicht lehrbare Idealvorstellung von Pflege verstehen (Stockdale & Warelow 2000; vgl. McCance, McCenna, Boore 1997). So kommt Mackintosh (2000,

S. 326) zu folgender eher nüchternen Feststellung: "'Care' within nursing should be recognized simply as a component part of much larger range of skills and abilities nurses possess, and not the holy grail of nursing practice."

Ohne auf diesen Diskurs im Einzelnen einzugehen und die teilweisen Fehlinterpretationen gerade in Bezug auf die pflegewissenschaftliche Rezeption des Heidegger'schen Sorge-Begriffs in der Care-Debatte aufzunehmen (vgl. dazu Friesacher 2008, S. 73ff.; Horrocks 2004), kann der Begriff des Caring meines Erachtens durchaus mit dem deutschen Begriff der Fürsorge synonym verwendet werden. Wird der deutsche Begriff von seinem etwas veralteten Verständnis von Sozialhilfe in Form der Armenfürsorge und Wohlfahrtspflege befreit, eröffnet sich ein breites Begriffsfeld, das von umsorgenden, besorgenden, versorgenden und vorsorgenden Aktivitäten bis hin zu der aus dem Lateinischen kommenden Bedeutung des „für etwas Sorge tragen" (pro-curare) reicht. Mit Fürsorge verbinden sich sowohl positive Assoziationen wie Zuwendung, Zärtlichkeit und Gutes-Tun als auch negative wie Bemutterung und Bevormundung. Fürsorge spielt sowohl in Nahbeziehungen als auch in öffentlichen Hilfeleistungen zugunsten Bedürftiger eine zentrale Rolle (Gahlings 2014, S. 34f.; Senghaas-Knobloch 2013). Mit Conradi (2001, S. 44ff.) lässt sich die Praxis Care als menschliche Interaktion darstellen, die oft asymmetrisch ist und sorgende Aktivitäten und Bezogenheit beinhaltet. In diesen Interaktionen entstehen Beziehungen, es wird Zuwendung gegeben und auch genommen. Eine Dynamik der Macht kennzeichnet die Beziehung, Care-Verhältnisse sind nicht auf Autonomie und Reziprozität angewiesen. Die Care-Interaktionen können auch nonverbal und mit körperlichen Berührungen zu tun haben. Die Verbindung von Denken, Fühlen und Handeln zeigt die Verbindung von „affektiv-emotionale(n) mit kognitiven Anteilen" (Conradi 2001, S. 59). Gerade diese letzte Aussage macht deutlich, dass Care/Fürsorge im so verstandenen Sinn kein diffuses oder gar esoterisches Konstrukt ist, sondern die Verbindung von Verstand und Gefühl zu einem konstitutiven Merkmal der Praxis Care macht. Stehen Gefühle für ein leibliches Involviertsein, sind kognitive Elemente wichtig für das Erkennen von Besonderheiten und Wichtigkeiten (vgl. Hastedt 2005, S. 43f.). Mit der Ausdeutung von Verstand als Urteilskraft und Reflexion und nicht nur als Intellektualität und Kognition kann sich mit der Praxis Care eine Kritik an Machtverhältnissen vollziehen. Diese emanzipatorische und kritische Funktion bedarf allerdings der

Einbettung in eine umfassende, die Dimension der Gerechtigkeit einbeziehende Konzeption, wie sie beispielsweise im Modell der „kommunikativen Bedürfnisinterpretation" von Benhabib (1995) oder aber in Ansätzen einer kritischen Theorie der Pflegewissenschaft (Friesacher 2011, 2008) und umfassenden Konzeptionen pflegerischen Handelns (Remmers 2000; vgl. auch Nerheim 2001) zu finden sind. Fragen einer Verteilung von Fürsorgeansprüchen lassen sich nicht aus einer Care-Perspektive bearbeiten. Das Prinzip der Rechtsgleichheit und der Rechtspersonalität (s. u.) ist insofern dem Bedürfnisprinzip ‚übergeordnet', als in Fürsorgetheorien und Care-Ethiken die Gefahren einer mehr als latenten Bevormundung und auch Überforderung bestehen. Diesen kann nur vorgebeugt werden, wenn die Überlegungen der Anteilnahme und Zuwendung aus einer ‚unparteilichen' Perspektive überprüft bzw. bestätigt werden.

Caring/Fürsorge als umkämpfter Begriff

Der Begriff des Caring (Fürsorge) ist untrennbar verbunden mit dem Begriff der Bedürftigkeit und somit auch unabdingbare Voraussetzung menschlicher Existenz. An die Feststellung, dass dem Menschen Widerfahrnisse als Grunddimensionen des Lebens begleiten und ereilen (Geburt, Tod, Leid und Schmerz) lässt sich der Satz anschließen: „Wir Menschen alle sind bedürftig, und zur Befriedigung unserer Bedürfnisse sind wir aufeinander angewiesen" (Kamlah 1973, S. 95ff.). Ohne Bedürftigkeit gäbe es keine Verletzlichkeit und somit auch keine Schutzbedürftigkeit. Menschen haben Grundbedürfnisse, diese sind aber nicht nur rein faktisch gegeben. Wie dringlich oder vordergründig ein Bedürfnis ist und wo Prioritäten gesetzt werden, ist vielmehr eine Frage der Interpretation und auch der Macht. Schon für Foucault (1994, S. 37) sind Bedürfnisse ein „sorgfältig gepflegtes, kalkuliertes und ausgenutztes politisches Instrument". In einer „Politik der Bedürfnisinterpretation" zeigt Fraser (1994, S. 222ff.), dass das wohlfahrtsstaatliche System dazu neigt, Bedürfnisse mittels juristischer, administrativer und therapeutischer Strukturen und Interventionen in verwaltbare, kontrollierbare und steuerbare Bedarfslagen umzudefinieren. Diese Konzeption ersetzt weitgehend „dialogische, partizipatorische Prozesse der Bedürfnisinterpretation durch monologische, administrative Prozesse der Bedürfnisdefinition" (Fraser 1994, S. 240). Am Beispiel des Begriffs der Pflegebedürftigkeit im deutschen Pflegeversicherungsgesetz (SGB XI) lässt sich diese Transformation exemplarisch aufzeigen (Friesacher 2008, S. 192ff.). Die Praxis Care als Sorge um und für andere Menschen in ihrer Verletzlichkeit, Hilfebedürftigkeit und Schutzwürdigkeit ist gebunden an die Idee der Rechtspersonalität (Mohr 2009, S. 75). Diese Konzeption beinhaltet die Vorstellung einer Institutionalisierung der gegenseitigen Anerkennung der Menschen, auch derjenigen, die dazu rein faktisch nicht mehr (z. B. Menschen mit Demenz, Menschen im Wachkoma) oder noch nicht (Kleinkinder) in der Lage sind. Die Gleichheit und Gegenseitigkeit bezieht sich dabei auf die Ansprüche, nicht auf die Fähigkeiten (Benhabib 1995, S. 283f.). „Nicht diese oder jene Moral, sondern die Idee des Rechts als wechselseitige Anerkennung von Personalität und damit von Sphären der Manifestation von selbstbestimmter Freiheit ist ein geeigneter Ausgangspunkt für die Begründung von Menschenrechten" (Mohr 2009, S. 75f.; vgl. BMFSFJ u. BMG 2006). Anerkennung als mehrdimensionale Konzeption beinhaltet Fürsorge in Form von emotionaler Zuwendung ebenso wie die Achtung der Rechte und die soziale Wertschätzung, eine Verletzung von Anerkennung kann selbst keine Anerkennung beanspruchen (vgl. Mohr 2009, S. 77). Anerkennung erweist sich somit als „interaktionssteuernde Zielrichtung des beruflichen Hilfehandelns der ‚Pflege' […] zur Sicherung der personalen Integrität der Hilfebedürftigen" (Höhmann 2006, S. 23 u. 25; vgl. Friesacher 2008, S. 288). Ein so verstandener Ansatz von Caring vermeidet die Gefahren eines Paternalismus ohne in eine technokratisch-instrumentelle Dienstleistungsbeziehung abzudriften.

Helfen als Beruf – Pflege als Hilfehandeln

Pflegende sind in ihrer beruflichen Praxis in institutionelle Arrangements eingebettet, die je nach Handlungsort mehr oder wenig hochgradig funktional ausdifferenziert sind. Lebensweltliche Dimensionen einer Orientierung am zu Pflegenden sind dabei ‚gerahmt' von systemisch und strukturell geprägten ‚Programmen'. Anlässe für das Tätigwerden von beruflich Pflegenden sind in der Regel Situationen mit zumindest zeitweiliger Einschränkung der Handlungsautonomie der Betroffenen durch Krankheit, Behinderung, Krisensituationen, hohes Alter und im Sterben. Als soziales Handeln ist pflegerisches Handeln dem Handlungstyp ‚Helfen' zuzuordnen, und

Hilfe geht immer mit asymmetrischen Beziehungskonstellationen einher. Daraus ergibt sich ein doppeltes Mandat und ein Spannungsverhältnis: einmal gegenüber den zu Pflegenden in der Rolle als Hilfeempfänger und zum anderen gegenüber der Gesellschaft. Ersteres ist geprägt durch die Verantwortung *für* jemanden (advokatorische Funktion), letzteres in der Verantwortung und Legitimation *gegenüber* jemandem (vgl. Höhmann 2006; Rabe-Kleeberg 1996).

Menschen pflegen ist ein grundlegender Bestandteil menschlichen Lebens. Bartholomeyczik (2005 u. 1999) sieht die Pflege als professionelle, helfende und heilkundliche Tätigkeit mit therapeutischer Funktion. Käppeli (1999, S. 154) definiert den Gegenstand der Pflegepraxis in Anlehnung an Oiler (1982) als „das Leiden in seiner umfassendsten existentiellen Art". Das Eigentliche der Pflege, oder „das Pflegerische" (Wettreck 2001, S. 260ff.), stellt sich als eine Form der Hilfe, Sorge und Unterstützung dar, die sich in einem Arbeitsbündnis mit den zu Pflegenden in ihrem lebensweltlich-existenziellen Kontext realisiert. Eine am ‚Leibkörper' ansetzende Zugangsweise und eine therapeutische und fürsorgende, anteilnehmende und fürsprechende Haltung und Handlung stellen dabei eine eigenständige Antwort auf die Konfrontation mit Leiden, Krankheit, Verlust, Trauer, Sterben und Tod dar (Friesacher im Druck). Eine so verstandene professionelle Pflege vertritt ihren eigenen therapeutischen Wert. Es geht also nicht um die Frage, „welche Tätigkeiten Pflegende von Medizinern übernehmen können. Stattdessen ist zu fragen, welchen Beitrag Pflegende so gut leisten können wie keine andere Gesundheitsprofession [...]. Anstelle eines kompensatorischen Verständnisses einer erweiterten und spezialisierten Pflege sollte das Modell einer fortgeschrittenen Pflegepraxis stehen, die eine Weiterentwicklung des originären pflegerischen Handlungsfeldes bedeutet. [...] Das Modell einer fortgeschrittenen pflegerischen Praxis begründet sich also aus einer Perspektive, die originär pflegerisch ist, nämlich dem *Lebensweltbezug*, der *Patientennähe* und der Sicherstellung der *Kontinuität* der gesundheitlichen Versorgung" (Gaidys 2013, S. 297, Hervorh. i. Orig., H. F.).

Professionalisierung und Caring – passt das überhaupt zusammen?

Fürsorgearbeit als professionelles pflegerisches Handeln

Care – im Zentrum das Existenzielle und das Leibliche

Fürsorge im Sinne der Praxis Care ist ein konstitutives und notwendiges Element im Prozess der Pflege und eines pflegerischen Professionsverständnisses. Dieses ist gerade nicht technokratisch ausgerichtet und dem Medizinideal eines rein funktionalen, distanzierenden und standardisierten Zugangs verpflichtet. Eine ausgewiesene Fachlichkeit, Orientierung an evidenzbasierter Pflege, Qualitätsentwicklung und Evaluation sind zwar Grundlagen kompetenter Berufsausübung, sie sind aber kein Nachweis von eigenständiger pflegerischer Professionalität und Identität. Diese sind erst mit der Fokussierung und Zentrierung auf den Kern und das Eigentliche der Pflege (s.o.) zu realisieren (Friesacher 2015; Cassier-Woidasky 2007; Wettreck 2001). Pflegearbeit ist als Hilfehandeln eine Konfrontation mit Krankheit und Behinderung, mit Einschränkung, Bedrohung, Beschädigung, Verlust, Schmerz und Leid, Sterben und Tod. Dieses existenzielle Erleben der ‚Schattenseiten' und des Verdrängten des Lebens wird leiblich erfahren, nicht nur körperlich. Leiblichkeit meint die „Natur, die wir selbst sind" (Böhme 2008, S. 119) und stellt die Innenperspektive, das Subjektive und Spürbare, das Berührtsein und das Kranksein dar. Demgegenüber ist Körperlichkeit eine Außenperspektive im Modus der Fremderfahrung, es geht dabei um das mit den Sinnen Wahrnehmbare in einer eher distanzierten Haltung, Krankheit und nicht Kranksein steht im Mittelpunkt. Mit der Verberuflichung und Rationalisierung des Verdrängten geht eine Verobjektivierung, Entleiblichung, Entfremdung und Entexistenzialisierung von Erfahrungen des Krankseins, Altseins und Pflegebedürftigseins einher.

Caring als fürsorgliche Praxis zeigt sich in erster Linie in den direkten Arbeiten an und mit dem zu Pflegenden, bei Tätigkeiten der Körperpflege, beim Essenanreichen, bei der Förderung der Bewegung und beim Kommunizieren, Interagieren, Zuhören, Da-Sein und vielem mehr. Die Abwertung dieser Kerntätigkeiten der Pflege als sogenannte ‚Grundpflege' und deren Beschreibung als leichte, immer gleiche und einfache Tätigkeiten, die von jedermann bzw. jederfrau durchzuführen sind, kann nur als eine der wirkmächtigsten Fehldeutungen pflegerischer Arbeit bezeichnet werden. Leider setzt sich diese veraltete Sichtweise auch noch in neuen Konzepten wie z. B. im Projekt einer Entbürokratisierten Pflege weiter fort (BMG 2014).

Aus einer pflegewissenschaftlichen und professionstheoretischen Perspektive ergibt sich eine ganz andere als die übliche Deutung der Aufteilung pflegerischer Arbeit (Tab. 1):

Tab. 1: „Grund- und Behandlungspflege – eine pflegewissenschaftliche und neue professionstheoretische Perspektive

„Grundpflege"	„Behandlungspflege"
• kontextsensibel	• kontextneutral
• situativ	• regelorientiert
• komplex (nicht trivial)	• einfach (trivial)
• ethisch herausfordernd	• ethisch wenig herausfordernd
• existenzielles Involviertsein	• distanziert sein
• Leiblichkeit im Vordergrund	• Körperlichkeit im Vordergrund
• Caring als Grundlage	• Caring als Nebeneffekt
• von Könnerschaft geprägt (Wissen und Erfahrung)	• von Fertigkeiten geprägt (Technik)
• nicht standardisierbar	• weitgehend standardisierbar
• kommunikatives und kreatives Handeln	• zweckrationales Handeln (instrumentell und/oder strategisch)

Die Praxis Care am Beispiel der Körperpflege

Körperpflege, diese oftmals abgewertete und auf den ersten Blick schlichte Tätigkeit, ist bei genauerer Analyse eine hochkomplexe, emotional ambivalente und ethisch herausfordernde pflegerische Handlung, die situativ immer wieder neu ausgehandelt und gestaltet werden muss. Gelingende Körperpflege zeigt sich dann in der Art, wie ‚carefully' diese umgesetzt wird. Wenn ein Patient im Krankenhaus die Ganzkörperwäsche als „schlimme Tortur" beschreibt (Vujica 2007 in Krainer & Raitinger 2008) und eine Bewohnerin in einem Altenpflegeheim von „Fertigmachen", „Abschrubben" und „entwürdigender Entblößung" spricht (Friesacher 2009), dann ist die Zugangsweise keine zugewandte und anteilnehmende, dann gelingt die notwendige Perspektivenübernahme nicht und es findet keine anerkennende Praxis Care statt. Anders in einer Fallschilderung, in der ein Patient die Ganzkörperwaschungen als „größte Hilfe" beschreibt, die ihm „über leibliche Kontakte Orientierung und Sicherheit" gegeben haben. Für ihn ist eine „dem Mensch zugewandte, aus der Situation und der Reaktion des Patienten heraus entwickelte Pflege [...] überlebenswichtig" (Claussen 2000, S. 16).

Ein Gespür für die Situation zu haben ist eine zuverlässige ‚Methode' des Erkennens einer konkreten Situation und nicht ein Mangel an exaktem Wissen (Böhle, Brater & Maurus 1997). Körperpflege folgt damit gerade nicht dem zweckrationalen Handlungsmuster, sondern ist, soll sie als gelungene Praxis beurteilt werden, stets dem kommunikativen und situativen Handlungsansatz verpflichtet. Arbeitsformen wie Aushandlungsarbeit, Wohlbefindensarbeit, Gefühls- und Biografiearbeit sind dann die zentralen Arbeitstypen und entscheidend für die Qualität der Pflege (vgl. Strauss u. a. 1985; Corbin & Strauss 2010).

Die Körperpflege lässt sich, je nach Grad der gelingenden Beziehungsgestaltung und der Art der Interaktion folgendermaßen einteilen (nach Wettreck 2001, S. 45):

- „Darüber-Feudeln" (Verobjektivierung, technokratische Verrichtung, Verweigerung körperlicher Kommunikation: „Das könnte auch ein Brett sein, es geht nur darum, das abzuhaken".
- „Ordentliches Waschen" (Körperpflege nach Handlungsstandards, Abmilderung der Verobjektivierung, das Abgründige der Situation wird gemieden).
- „Leibliche Kommunikation" (Unmittelbares Spüren der „Präsenz" des Anderen, seines leiblichen Daseins, durchbricht die Pflege-Normalität).

Wie vielschichtig auch die Widersprüche und Hintergrundtheorien der Körperpflege sind, haben Krainer & Raitinger (2008) eindrücklich dargelegt. So ist „Waschen" eine ethisch sensible „Situation", steht der Begriff Waschen für „Reinheit", Waschen ist ein „Ritual", es gibt einen Bezug zu „Schuld und Unschuld", Waschen steht für „Körperliche Wohltat" und ist eine „Frage von Macht". Die physische Nähe beim Waschen, besonders bei der Intimpflege, ist mit „jede[r] Menge Tabus" belegt. In der direkten Pflege werden wir mit Beschädigung, Verlust, Verfall, Trauer, Scham und Ekel konfrontiert. Der Umgang mit diesen Phänomenen lässt sich in einer Dienstleistungsbeziehung (Produkt, Kunde, Verkauf) und einem traditionellen Professionsverständnis nicht angemessen bearbeiten, sondern erfordert eine professionelle Pflege im Arbeitsbündnis mit den zu Pflegenden, dabei ist Caring eine notwendige Grundlage.

Anders als bei medizintechnischen und auch steuernden Maßnahmen (wie z. B. Injektionen, Medikamentengabe, Organisation und Koordination der Arbeiten und Abläufe) sind direkte Pflegearbeiten ethisch-moralisch durchdrungen, moralische Ansprüche in der Tiefenstruktur der sozialen Interaktion bilden den normativen Bezugspunkt. Geht es bei Injektionen und Medikamentengabe um die fachlich korrekte Vorbereitung und Durchführung der Maßnahme in Form standardisierter Vorgaben (was natürlich eine Menge Hintergrundwissen voraussetzt), sind Arbeiten wie die Körperpflege nicht standardisierbar und zutiefst mit ethischen Fragen, Ansprüchen und Problemen verwoben. Waschen ist immer ein Ausbalancieren und Aushandeln von Grenzen. Bei den PatientInnen und BewohnerInnen: Was will ich? Was kann ich selber? Was lasse ich zu? Was empfinde ich als Übergriff? Will ich überhaupt berührt und gewaschen werden? Bei den Pflegenden: Wie viel Zeit kann ich mir nehmen? Wie weit kann ich pflegen, wo geht es nicht mehr (Tabus, Ekel, Scham)? Akzeptiere ich ‚andere' Hygiene- und Sauberkeitsstandards? (z. B. bei Menschen mit Demenz, psychisch Kranken)? Wo setze ich Prioritäten bei vital bedrohten PatientInnen? (z. B. in der Intensivpflege)? Was soll ich bei ständiger Verweigerung der Körperpflege tun? Waschen lässt sich vor diesem Hintergrund als „heikle[r] und zentrale[r] Ort des Aufeinanderprallens ethischer Ansprüche" darstellen (Krainer & Raitinger 2008, S. 162; vgl. Pols 2013). Als Teil der sozialen Praxis ‚Pflege' gelingt es nur, wenn Normen wirksam werden, die sich in einem Berufsethos und einer ethischen Haltung als ‚gute Praxis' zeigen. „Das Ethos einer Praxis definiert also die Bedingungen, unter denen diese als gute Praxis ihrer Art gelten kann." (Jaeggi 2014, S. 174). Pflegen als die Praxis der Sorge, des sich Kümmerns und Verantwortlichseins gegenüber und für jemanden stellt sich damit als ein Feld diverser An- und Widersprüche, Herausforderungen und Anforderungen dar, welches neben den technisch-instrumentellen Kompetenzen vor allem soziale und ethisch-moralische Handlungskompetenzen verlangt.

Schlussbetrachtung

Professionalisierung der Pflege ist ohne Caring nicht möglich und nicht denkbar. Die Praxis Care lässt sich innerhalb eines modernen Professionsverständnisses explizieren. Als konstitutives Element des Kerns und der eigentlichen Aufgaben der Pflege kann gezeigt werden, dass eine fürsorgliche Praxis essenziell für professionelles pflegerisches Handeln ist. Dabei werden die oftmals verschütteten, verdrängten und abgewerteten Anteile pflegerischer Arbeit sichtbar gemacht. Caring in ihrer leiblichen Verankerung verbindet die „Bezogenheit auf den konkreten Anderen mit der engagierten Sorge um die verallgemeinerten Anderen" (Gahlings 2014, S. 55). Es ist die Aufgabe der Pflegewissenschaft, dafür eine fundierte und gut begründete theoretische Grundlage zu liefern, die dem oftmals zu oberflächlichen, einseitig an Evidenz und Problemlösung orientierten Verfügungswissen ein notwendiges und kritisches Korrektiv an Orientierungswissen gegenüberstellt.

Literaturverzeichnis

Abbott, Andrew (1988): The System of Professions. An Essay on the Division of Expert Labor. Chicago & London: The University of Chicago Press.

Bartholomeyczik, Sabine (2005): Professionelle Pflege und Entscheidungsverantwortung: Ist pflegerisches Handeln heilkundliches Handeln? In: Pflegemagazin, 6. Jg., H. 2, S. 20–28.

Bartholomeyczik, Sabine (1999): Zur Entwicklung der Pflegewissenschaft in Deutschland. In: Pflege, 12. Jg., H. 3, S. 158–162.

Benhabib, Seyla (1995): Selbst im Kontext. Kommunikative Ethik im Spannungsfeld von Feminismus, Kommunitarismus und Postmoderne. Frankfurt/M.: Suhrkamp.

Benner, Patricia/Judith Wrubel (1997): Pflege, Streß und Bewältigung: Gelebte Erfahrung von Gesundheit und Krankheit. Bern u. a.: Huber.

Bishop, Anne H./Scudder, John R. (1991): Nursing: The Practice of Caring. New York: National League for Nursing Press.

Böhle, Fritz/Brater, Michael/Maurus, Anna (1997): Pflegearbeit als situatives Handeln. In: Pflege, H. 10: 18–22.

Böhme, Gernot (2008): Leib: die Natur, die wir selbst sind. In: Ders.: Ethik leiblicher Existenz. Über unseren moralischen Umgang mit der eigenen Natur. Frankfurt/M.: Suhrkamp, S. 119–135.

Böhme, Gernot (2014): Vorwort. In: Ders. (Hg.): Pflegenotstand: der humane Rest. Bielefeld: Aisthesis.

Bundesministerium für Gesundheit (BMG) (Hg.) (2014): Abschlussbericht des Projekts „Praktische Anwendung des Strukturmodells – Effizienzsteigerung der Pflegedokumentation in der ambulanten und stationären Langzeitpflege". Berlin/Witten.

http://www.bmg.bund.de/fileadmin/dateien/Downloads/E/Entbuerokratisierung/Abschlussbericht_und_Anlagen_fin20140415_sicher.pdf (Zugriff am 28.06.2015).

Bundesministerium für Familie, Senioren, Frauen und Jugend und Bundesministerium für Gesundheit (Hg.) (2006): Charta der Rechte hilfe- und pflegebedürftiger Menschen. Berlin, Bonn.

Cassier-Woidasky, Anne-Kathrin (2007): Pflegequalität durch Professionsentwicklung. Eine qualitative Studie zum Zusammenhang von professioneller Identität, Pflegequalität und Patientenorientierung. Frankfurt/M.: Mabuse.

Claussen, Peter (2000): Herz gewechselt und damit durchgegangen. Ein mentaler Reisebericht aus der Intensivstation. In: Meyer, Gerhard/Friesacher, Heiner/Lange, Rüdiger (Hg.): Handbuch der Intensivpflege. 8. Ergänzungslieferung. Landsberg/Lech: Ecomed.

Combe, Arno/Helsper, Werner (Hg.) (1996): Pädagogische Professionalität. Untersuchungen zum Typus pädagogischen Handelns. Frankfurt/M.: Suhrkamp.

Conradi, Elisabeth (2001): Take Care. Grundlagen einer Ethik der Achtsamkeit. Frankfurt, New York: Campus.

Corbin, J./Strauss, A. (^{3}2010): Weiterleben lernen. Verlauf und Bewältigung chronischer Krankheit. Bern: Huber.

Etzioni, Amitai (1969): The Semi-Professions and their Organizations: Teachers, Nurses, Social Workers. New York: The Free Press.

Foucault, Michel (1994) [1975]: Überwachen und Strafen. Die Geburt des Gefängnisses. Frankfurt/M.: Suhrkamp.

Fraser, Nancy (1994): Widerspenstige Praktiken. Macht, Diskurs, Geschlecht. Frankfurt/M.: Suhrkamp.

Friesacher, Heiner (im Druck): Kritische Pflegewissenschaft. In: Brandenburg, Hermann/Güther, Helen (Hg.): Gerontologische Pflege. Grundlegung und Perspektiven für die Langzeitpflege. Bern: Huber.

Friesacher, Heiner (2015): Wider die Abwertung der eigentlichen Pflege. In: intensiv, 23. Jg., H. 4, S. 200–202 u. 211–214.

Friesacher, Heiner (2011): „Vom Interesse an vernünftigen Zuständen …" Bedeutung und konstitutive Elemente einer kritischen Theorie der Pflegewissenschaft. In: Pflege, 24. Jg., H. 6: 373–388.

Friesacher, Heiner (2010). Intuition und Implizites Wissen – kein Platz in einer wissenschaftlich basierten Pflege? In: Journal für Anästhesie und Intensivbehandlung, H. 1, S. 39–41.

Friesacher, Heiner (2009): Ganzkörperwäsche in der Altenpflege. (Unveröffentlichte Beobachtungssequenz).

Friesacher, Heiner (2008): Theorie und Praxis pflegerischen Handelns. Begründung und Entwurf einer kritischen Theorie der Pflegewissenschaft. Osnabrück: V&R.

Friesacher, Heiner (2001): Ahnung, Intuition und implizites Wissen als konstitutive Bestandteile pflegerischen Erkennens und Handelns. In: intensiv, 9. Jg., S. 164–167.

Gahlings, Ute (2014): Ethik der Fürsorge. In: Böhme, Gernot (Hg.): Pflegenotstand: der humane Rest. Bielefeld: Aisthesis, S. 33–56.

Gaidys, Ute (2013): Experten im Dienst. In: intensiv, 21. Jg., H. 6, S. 296–298.

Hastedt, Heiner (2005): Gefühle. Philosophische Bemerkungen. Stuttgart: Reclam.

Heiner, Maja (2004): Professionalität in der Sozialen Arbeit. Theoretische Konzepte, Modelle und empirische Perspektiven. Stuttgart: Kohlhammer.

Höhmann, Ulrike (2006): ‚Hilfehandeln' als Tätigkeit der beruflichen Pflege. In: Pflege & Gesellschaft, 11. Jg., H. 1: 17–29.

Horrocks, Stephen (2004): Saving Heidegger from Benner & Wrubel. In: Nursing Philosophy, 5: 175–181.

Illich, Ivan u. a. (Hg.) (1979): Entmündigung durch Experten. Zur Kritik der Dienstleistungsberufe. Reinbek: rororo.

Jaeggi, Rahel (2014): Kritik von Lebensformen. Berlin: Suhrkamp.

Kamlah, Wilhelm (1973): Philosophische Anthropologie. Sprachkritische Grundlegung und Ethik. Mannheim: Bibliographisches Institut.

Käppeli, Sabine (1999): Was für eine Wissenschaft braucht die Pflege? In: Pflege, 12. Jg., H. 3, S. 153–157.

Krainer, Larissa/Raitinger, Elisabeth (2008): Wenn Waschen zur Qual wird ... Ethische Widersprüche in Organisationen der Altenbetreuung. Zur Bedeutung von Hintergrundtheorien am Beispiel der Körperpflege. In: Reitinger, Elisabeth (Hg): Transdisziplinäre Praxis. Forschen im Sozial- und Gesundheitswesen. Heidelberg: Carl Auer, S. 153–165.

Krampe, Eva-Maria (2009): Emanzipation durch Professionalisierung? Akademisierung des Frauenberufs Pflege in den 1990er Jahren: Erwartungen und Folgen. Frankfurt/M.: Mabuse.

Krebs, Angelika (2002): Arbeit und Liebe. Die philosophischen Grundlagen sozialer Gerechtigkeit. Frankfurt/M.: Suhrkamp.

Mackintosh, Carolyn (2000): „Is there a place for 'care' within nursing? In: International Journal of Nursing Studies, Vol. 37, 321–327.

McCance, Tanya V./McKenna, Hugh P./Boore, Jennifer R. P. (1999): Caring: theoretical perspectives of relevance to nursing. In: Journal of Advanced Nursing, 30 (6), 1388–1395.

McCance, Tanya V./McKenna, Hugh P./Boore, Jennifer R. P. (1997): Caring: dealing with a difficult concept. In: International Journal of Nursing Studies, Vol. 34, No. 4, 241–248.

Mohr, Georg (2009): Die Idee der Menschenrechte: Begriff und Geltungsanspruch. In: Sandkühler, Hans Jörg (Hg.): Menschenrechte in die Zukunft denken. Baden-Baden: Nomos, S. 65–78.

Nerheim, Hjördis (2001): Die Wissenschaftlichkeit der Pflege. Paradigmata, Modelle und kommunikative Strategien für eine Philosophie der Pflege- und Gesundheitswissenschaften. Bern u. a.: Huber.

Oevermann, Ulrich (1996): Theoretische Skizze einer revidierten Theorie professionalisierten Handelns. In: Combe, Arno/Helsper, Werner (Hg.): Pädagogische Professionalität. Untersuchungen zum Typus pädagogischen Handelns. Frankfurt/M.: Suhrkamp, S. 70–182.

Oiler, C. (1982): The phenomenological approach to nursing research. In: Nursing Research, Vol 31, No 3, 178–181.

Pols, Jeannette (2013): Washing the patient: dignity and aesthetic values in nursing care. In: Nursing Philosophy, 14, 3, 186–200.

Rabe-Kleberg, Ursula (1996): Professionalität und Geschlechterverhältnis. Oder: Was ist ‚semi' an traditionellen Frauenberufen? In: Combe, Arno/Werner Helsper (Hg.): Pädagogische Professionalität. Untersuchungen zum Typus pädagogischen Handelns. Frankfurt/M.: Suhrkamp, S. 276–302.

Remmers, Hartmut (2000): Pflegerisches Handeln. Wissenschafts- und Ethikdiskurse zur Konturierung der Pflegewissenschaft. Bern u. a.: Huber.

Schnepp, Wilfried (1996): Pflegekundige Sorge. In: Pflege & Gesellschaft, H. 2, S. 13–16.

Senghaas-Knobloch, Eva (2013): Fürsorgliche Praxis und gesellschaftliche Entwicklung jenseits des fordistischen Wachstumsmodells. Vortrag auf der Gleichstellungstagung des WSI, Berlin 2013. (www.boeckler.de/pdf/v_2013_09_26_Senghaas-Knobloch.pdf, Stand vom 13.06.2015).

Steffen-Bürgie, Barbara (1991): „Offizielle" und „inoffizielle" Inhalte der Pflege. Pflege, 4. Jg., H. 1, S. 45–53.

Stemmer, Renate (2003): Zum Verhältnis von professioneller Pflege und pflegerischer Sorge. In: Deutscher Verein für Pflegewissenschaft e. V. (Hg.): Das Originäre der Pflege entdecken. Pflege beschreiben, erfassen, begrenzen. Frankfurt/M.: Mabuse, S. 43–62.

Stockdale, Merren/Warelow, Philip J. (2000): Is the complexity of care a paradox? In: Journal of Advanced Nursing, 31 (5), 1258–1264.

Strauss, Anselm/Fagerhaugh, Shizuko/Suczek, Barbara/Wiener, Carolyn (1985): The Social Organisation of Medical Work. Chicago, London: University of Chicago Press.

Vujica, Peter (2007): Keine Zeit zu sterben. Der Standard, 24. 11. 2007: A1.

Watson, Jean (1979): Nursing: The Philosophy and Science of Caring. Boston: Little Brown.

Wetterer, Angelika (2002): Arbeitsteilung und Geschlechterkonstruktion: „Gender at Work" in theoretischer und historischer Perspektive. Konstanz: UVK.

Wettreck, Rainer (2001): „Am Bett ist alles anders" – Perspektiven professioneller Pflegeethik. Münster u. a.: LIT.

Caring – ein Stiefkind in der deutschsprachigen Pflegewissenschaft?

Wilfried Schnepp

In diesem Beitrag beziehe ich mich auf meine nunmehr vierzigjährigen Erfahrungen sowohl in Pflegepraxis als auch in Pflegewissenschaft in verschiedenen gesellschaftlichen Kontexten, nämlich in Deutschland, den Niederlanden, Großbritannien, Österreich und vor allem Russland. Es bedarf nicht viel Phantasie um sich vorzustellen, wie unterschiedlich Pflege und Pflegewissenschaft in diesen Ländern ist, aber bei all dieser Unterschiedlichkeit ist mir aufgefallen, dass der Kern dessen, was PflegerInnen tun, durchaus vergleichbar ist und vermutlich am ehesten als „Caring" beschrieben werden kann. Ich teile zudem uneingeschränkt die Meinung von Schröck (1988), dass die Pflegewissenschaft zur Verbesserung der pflegerischen Praxis dient. Diese Praxis ist Ausgangspunkt und Ziel unserer wissenschaftlichen Bemühungen, weshalb die pflegerische Praxis in dem vorliegenden Beitrag von großer Bedeutung ist. Kann man überhaupt pflegen ohne Caring zu betreiben und ist Caring für die Theoriebildung in der Pflegewissenschaft geeignet? Wenn Caring so wichtig für die pflegerische Praxis ist, spiegelt sich dies in der Pflegewissenschaft? Diese Fragen sind nicht einfach zu beantworten. Dies hat sicher damit zu tun, dass nicht unbedingt klar ist, wie denn dieser Begriff treffend auf Deutsch übersetzt werden soll. Ist Caring *Sorge* oder *sich sorgen*? Ist es vielleicht eher umsorgen, mitsorgen oder doch Fürsorge? Während meiner Zeit in den Niederlanden bestand kein Zweifel daran, was wir taten: *verplegen, zorgen, verpleegkundige zorg*.

Begriffen auf der Spur

Das, was PflegerInnen tun, wird auf Deutsch zumeist mit Pflege bezeichnet und nicht mit Sorge. Meinem Verständnis nach drückt Pflege eher das praktische Tun aus. Sorge scheint hingegen mit einer bestimmten Haltung zusammenzuhängen, wovon später noch die Rede sein wird. In Vorlesungen mit StudentInnen der Pflegewissenschaft versuche ich seit vielen Jahren zu ergründen, was denn der Gegenstand ihres Tuns ist. In der Regel antworten sie: „Pflegen." Was aber Pflegen ausmacht, scheint nur schwer in Worte fassen zu sein.

Kleine Fallbeschreibungen, die die Studierenden auf wichtige Aspekte hin analysieren, sollen hier Licht ins Dunkle bringen. Als Erstes lasse ich die Studierenden zusammentragen, was sie als Kind zu Hause erlebt haben, wenn sie krank waren, z. B. eine starke Erkältung hatten. Zusammenfassend lautet die Antwort: *„Ich musste nicht zur Schule, sondern durfte zu Hause bleiben. Ich durfte in der Wohnküche oder dem Wohnzimmer auf dem Sofa liegen. Wenn ich in meinem Zimmer war, dann hat – in der Regel – die Mutter häufig nach mir geschaut. Sie hat Temperatur gemessen. Bei Fieber wurden Wadenwickel gemacht. Ich musste viel trinken, meistens Tee und Saft. Es gab etwas extra, z.B. Obst oder Süßigkeiten, man wurde verwöhnt. Wenn ich kein Fieber mehr hatte, musste ich wieder zur Schule."*

Verblüffend ist hier die Vergleichbarkeit der Erfahrung sowohl individuell, als auch kulturell. Es gibt kaum Unterschiede zwischen Deutschland und Österreich, was viel über die kulturelle Nähe der beiden Nationen aussagt. Dieses Beispiel zeigt, dass eine „höhere Instanz", nämlich die Mutter, befugt war, die Krankenrolle zu vergeben. Das kranke Kind musste nicht mehr zur Schule. Damit verbunden stellten sich andere Erwartungen, die erfüllt werden mussten, nämlich wieder gesund zu werden. Die räumliche Nähe nahm zu, denn man war in Sichtweite der Mutter. Es wurde zudem diagnostiziert (Fieber messen) und behandelt (Wadenwickel).

Die wesentlichen Konzepte für Pflege in unserem kulturellen Verständnis sind hier abgebildet: Krankheit und Hilfsbedürftigkeit als Anlass, Zuwendung, Nähe, Beobachtung, Diagnose und Behandlung. Interessant ist der aktive Aspekt dieser Konzepte. Dies gilt auch für Zuwendung. Sich zuwenden bedeutet aktiv etwas zu tun. Aktiv etwas zu tun, wenn es um Pflege geht, wird meistens als „helfen" beschrieben. Dies findet sich auch im beruflichen Pflegen wieder, wie an folgendem Bespiel deutlich wird, das ich die Studierenden bearbeiten lasse: *„Du kommst zu einem Patienten in das Krankenzimmer. Der Patient liegt im Bett, er ist unruhig. Sein Gesicht ist gerötet, er schwitzt. Was tust du?"*

In nahezu allen Fällen geben die Studierenden an, dass sie Fieber messen, helfen, nämlich den Patienten waschen, „frisch machen", evtl. das Bett neu beziehen, evtl. Wadenwickel anlegen und ihm sodann etwas zu trinken anbieten. Auch hier wird deutlich, dass berufliche Pflege für Studierende aktives Tun ist, was sich ihnen als „Helfen" vermittelt. Dass dies nicht immer so ist, zeigen mir eigene berufliche Erfahrungen im westlichen, nicht deutschsprachigen Ausland. Hier setzten KollegInnen viel eher auf „reden", als auf „frisch machen", wenn sie sich PatientInnen zuwendeten und auf ein Hilfegesuch reagierten. Nun könnte der Eindruck entstehen, dass in unserem kulturellen Verständnis kein Platz sei für Begriffe wie Sorge. Dies stimmt so nicht. Bei meiner Untersuchung mit den russlanddeutschen Spätaussiedlern zur „Familialen Sorge" in diesen Familien wurde deutlich, dass Sorge sowohl praktisches Tun und umfassende Hilfe beinhaltet, dass aber bei der Gestaltung der Angehörigenpflege „kümmern" ein wesentlicher Aspekt bei der Aufgabenverteilung ist, denn nach Ansicht der befragten russlanddeutschen Frauen ist das Kümmern der Frauen ein wesentlicher Bestandteil bei der Orientierung am menschlichen Sein und der Organisation der Angehörigenpflege. Auf meine Frage, was alles zu Pflegen gehört, antworteten die Frauen:

„Tante: Bekimmern, man muss sich um alles bekimmern. Nichte: Auf Russisch sagen wir saboticja, das ist bekimmern und sorgen. Tante: Das ist auch mit alles bemühen. Das tun die Frauen, immer muß die Frau vorwärts gehen. Die Männer tun viel, aber sie bekimmern sich nicht und organisieren nicht. Das muss die Frau tun [...]. Das ist bekimmern. So haben wir an der Wolga gesagt. Man pflegt, sorgt und bekimmert". (Schnepp 2001)

Pflegen, sorgen und kümmern sind nach unserem kulturellen Verständnis allesamt Aspekte von Pflege, die einmal mehr oder weniger in den Vordergrund treten. Interessant ist in dem Zitat oben die Zukunftsorientierung im Kümmern, wie auch die organisatorischen Aspekte. So verstanden kann es keine Pflege geben ohne zu sorgen und ohne zu kümmern. In dem Zitat wird ebenfalls der Genderaspekt deutlich, der zu Rollenverteilungen führt und über Jahrhunderte das Vorurteil gefestigt hat, dass Pflegen weiblich sei und somit Frauen vorbehalten ist. Längst wissen wir, dass dies nicht stimmt, weder alltagsweltlich, was die Zunahme an männlichen, pflegenden Angehörigen verdeutlicht, noch beruflich. Sorgen und kümmern repräsentieren in der Kombination vermutlich am ehesten den Begriff „Caring". Damit wäre meine Aufgabe für diesen Beitrag eigentlich beendet, denn Caring ist untrennbarer Aspekt des Pflegens, sei es lebensweltlich erbrachte Angehörigenpflege, oder beruflich erbrachte Pflege, wobei auf Letzteres nachfolgend eingegangen werden soll. Allerdings sagt diese Feststellung noch nichts darüber aus, ob dies wichtige Themen für die deutschsprachige Pflegewissenschaft sind.

Zur Konzeption der beruflichen Pflege, Pflegetheorien und Heilslehren

Zu dem, was berufliche Pflege ist oder sein könnte, wurde vieles gesagt und durchaus kontrovers diskutiert, wobei das Klärungsbedürfnis mit der zunehmenden Akademisierung der Pflege zu tun hat. In Deutschland war es Ruth Schröck, die als erste Professorin für Krankenpflege Ende der 1980er-Jahre zentrale Themen bearbeitet hat, wozu auch Publikationen ihrer Konzeption von Pflege gehörte (Schröck 1988). Die Konzeption von Krankenpflege sei wichtig, denn sie soll als Rahmen dienen, um überhaupt feststellen zu können, ob das, was PflegerInnen tun, überhaupt Pflege ist. Dieses Argument ist derzeit wieder hochaktuell, insbesondere vor dem Hintergrund der sogenannten DRGs in Deutschland. Gerade hier sind die Ergebnisse empirischer Untersuchungen ernüchternd, denn es kommt unter DRG-Bedingungen zu einer Verschiebung von direkten und kommunikativen Pflegeaufgaben hin zur Übernahme ärztlicher Aufgaben (Bartholomeyczik 2007). Mancherorts werden PflegerInnen gar gezwungen, die DRGs für die Verwaltung zu erfassen. Offensichtlich wird hier der Pflege etwas zugeschoben, was mit Pflege selbst nichts zu tun hat.

Die Beschreibung ihrer Konzeption von Krankenpflege eröffnet Schröck (1988, S. 86) mit dem denkwürdigen Satz: „Zu allen Zeiten und in allen Kulturen ist die Pflege des kranken Menschen als eine individuelle Aufgabe angesehen worden." Dies deutet auf den universellen Charakter des Berufs hin. Tatsächlich kenne ich kein Land, in dem es keine PflegerInnen gibt. Ich habe mich mit vielen KollegInnen auf dieser Erde über unseren Beruf austauschen können und ich stelle fest, dass wir alle die gleichen Grundanliegen haben. Dieser Satz: „Zu allen Zeiten und in allen Kulturen ..." hat mein Nachdenken nachhaltig stimuliert. Im Mittelpunkt der Konzeption von Schröck (1988) stehen die Bedürfnisse des kranken Menschen, auf die nun die Pflege reagiert, wobei die alltäglichen Aufgaben, menschliche Beziehungen und die Wahrung von sozialen Rollen eine besondere Bedeutung haben. Die Spannbreite der pflegerischen Aufgaben kann sehr groß sein. So sagt Schröck „Pflegetätigkeiten können also etwas so einfaches sein, wie jemandem einen frischen Trunk zu reichen, oder etwas so Kompliziertes, wie einem Menschen zu helfen, das Vertrauen zu seinen Mitmenschen wiederzugewinnen (ebd.)." Diese Konzeption hat auch aus heutiger Sicht große Bedeutung, da sie menschliches Leid nicht ignoriert, das derzeit leider allzu oft vernachlässigt wird. Krankheitserleben, Schmerzen, Sorgen und oft auch Verzweiflung werden hier thematisiert. Den leidenden Menschen zu begleiten, muss das ständige Bestreben der beruflichen Pflege sein. Sorge oder Caring ist hier Ausgangspunkt für die berufliche Pflege. Menschen in Phasen von Krankheit und Leid zu begleiten und auf die Nöte des Augenblicks zu reagieren, sollte ein Anliegen der beruflichen Pflege sein. Treffend macht Schröck (ebd.) folgende Feststellung: „Aus der hier vorgelegten Konzeption der Pflege des kranken Menschen wird jedoch auch deutlich, dass die Essenz der Pflege zwischenmenschliche Verbindungen und Handlungen sind, deren Erforschung methodologische Probleme aufwirft, die allen Sozialwissenschaften eigen sind." Somit ist es gesagt: Die Pflege ist eine Sozialwissenschaft und pflegerisches Tun ist soziales Tun. Im Mittelpunkt dieses Tuns steht die Sorge um den kranken Menschen. Ich teile diese Sicht uneingeschränkt.

Diese Konzeption für die berufliche Pflege schließt sehr gut an das eingangs erwähnte lebensweltliche und kulturelle Verständnis von Pflege an. Tatsächlich habe ich bislang noch keinen Hinweis auf die Ungültigkeit der Konzeption erhalten. Dies gilt jedoch nicht für die sogenannten „Care Theorien", die in den 80er- und 90er-Jahren des letzten Jahrhunderts Aufsehen erregten und zu Jüngerschaft und Gegnern führte. Die Popularität der Theorien zu dem Zeitpunkt hatte mit dem Stand der Pflegewissenschaft in Deutschland zu tun. Das besondere Interesse galt nahezu allen Pflegetheorien, die insbesondere in den Anfängen zumeist unkritisch rezipiert wurden. Es wurde versucht, die Pflegetheorien als Grundlage für den Pflegeprozess und die Pflegeplanung in Krankenhäusern einzuführen und an Hochschulen und Universitäten im In- und Ausland bestand die Meinung, dass eine Forschung erst dann eine Pflegeforschung ist, wenn sie auf einer Pflegetheorie basiert, selbst wenn diese Theorie im Forschungsprozess nicht mehr auftauchte. Es war sozusagen die Hochphase der Pflegetheorien im deutschsprachigen Raum, zu deren Höhepunkten die sogenannten Nürnberger Kongresse gehörten, die den Fragen der Pflegetheorien gewidmet waren. Die Pflegetheoretikerinnen aus den Vereinigten Staaten von Amerika stellten ihre Arbeiten auf diesen Kongressen vor und viele von uns – so auch ich – waren höchst verblüfft und erstaunt: Die Theoretikerinnen und ihre Theorien gaben sich „unantastbar", die Theorien wurden nicht diskutiert, ihr Sinn nicht infrage gestellt und öfter hörten wir die Aufforderung, dass wir unbedingt die Arbeiten käuflich zu erwerben hätten. Aus erster

Caring – ein Stiefkind in der deutschsprachigen Pflegewissenschaft?

Hand konnten wir das unterschiedliche Wissenschaftsverständnis in den USA und Europa, in diesem Fall Deutschland, feststellen.
Für den notwendigen, wissenschaftlichen Diskurs und kritische Analysen sorgte seinerzeit auch wieder Ruth Schröck mit ihrem Referat „Des Kaisers neue Kleider? Bedeutung der Pflegetheorien für die Entwicklung der Pflegewissenschaft in Deutschland" (Schröck 1997), wo sie „Sinn und Widersinn von Pflegetheorien" (ebd.) erörterte, insbesondere auch zu den Care Theorien, weshalb ich Ruth Schröck für diesen Beitrag wieder anführe.
Neben der ernüchternden Feststellung, dass entgegen aller Bekundungen die Pflegetheorien keinesfalls der wissenschaftlichen Fundierung der Pflegepraxis gedient haben und von der jungen Pflegewissenschaft schon bald Diskussionen über Theorieentwicklung geführt wurden, die nichts mit der Pflegepraxis zu hatten, kritisiert Schröck (ebd.) insbesondere den Beitrag der Pflegetheorien zur Unterstützung und Entwicklung der Pflege als Praxisdisziplin, insbesondere die Verklärung von Theorien zu Heilslehren. Dies sieht Schröck (ebd.) vor allem bei den Theorien, die dem „Caring Paradigma" angehören, wie die Arbeiten von Watson (1985). Schröck (ebd.) kritisiert hier den ideologischen Charakter, denn Caring ist nicht mehr als Komponente ethischen Denkens und Handelns wichtig, sondern wird zum definierenden Merkmal schlechthin. Dies muss durchaus kritisch gesehen werden. So stellt Schröck fest: „Ganz abgesehen von der Frage, wie die Auswirkungen dieses „Gens, das die Pflege zementiert" (Morse et al. 1990, S. 11) evaluiert werden sollen, diese angeblich einzigartige Essenz pflegerischen Handelns wird wohl mit Recht auch als ein erstrebenswertes Ziel von praktisch allen Menschen beansprucht werden, die sich einer humanen, dem Menschen mit seinen individuellen Bedürfnissen zugewandten Tätigkeit stellen" (ebd.).
Diejenigen, die „Perfektion" im Caring erreicht haben, als Heilige zu bezeichnen (Halldorsdottir 1991), ist für Schröck ein Hinweis darauf, dass es hier nicht um Theorie geht, sondern um Theologie. Theorien müssen als Ergebnis wissenschaftlichen Arbeitens überprüfbar sein und dienen anderen Zwecken als Theologien und Ideologien. Wem dienen nun solche Theorien, die eigentlich eher Heilslehren, Ideologien und Theologien entsprechen? Schröck (ebd.) vermutet, dass sie eher dem Urheber nützen, wenn z.B. „Ansprüche auf theoretische Innovationen mit der Verbindung des eigenen Namens [untermauert werden]. So sind ‚Watson's Ten Carative Factors' zu einem Aushängeschild geworden, das zwar nichts über die Nütz-

lichkeit des Inhaltes aussagt, sondern eher ein rein akademisches Statussymbol ist."
Die „Care-Theorien" sind nicht anders zu beurteilen als die meisten Pflegetheorien dieser Zeit. Sie sind nicht das Ergebnis empirischer Forschungen, sondern „Sollvorstellungen", sie entsprechen nicht den gegenwärtigen Gesundheitsproblemen und gesellschaftlichen Bedingungen und Herausforderungen. Sie sind keine Hilfe, die Praxis, Lehre und Forschung wissenschaftlich zu begründen und ergründen. Was benötigt wird, sind Theorien, die uns helfen, auf aktuelle Probleme zu reagieren. Vorzugsweise sollten sie von mittlerer Reichweite und empirisch basiert sein (Moers et al. 2011).

Sich um Sorge Sorgen machen

Die Kritik an der Nützlichkeit der sogenannten Care-Theorien lässt vermuten, dass sie wenig geeignet sind, Caring in der Pflegepraxis zu meistern. Dies bedeutet jedoch nicht, dass wir die Praxis links liegen lassen sollen, sondern fordert uns auf, zu ergründen, welche Erfahrungen hierzu in der Praxis vorliegen. Es ist sehr wichtig zu verstehen, wann etwas gut geglückt ist, fast noch wichtiger ist es aber, aufzudecken, wenn etwas nicht gut geglückt ist. Dies aus Sorge um den kranken Menschen und aufgrund der ethischen Verpflichtung der Berufsgruppe Pflege. Auch hier greife ich auf Beispiele aus empirischen Arbeiten mit StudentInnen zurück, die wir über mehrere Jahre durchgeführt und teilweise publiziert haben (Budroni et al. 2011).
Im Zentrum dieser Arbeiten stand die Akutversorgung von Menschen mit Behinderung im Krankenhaus. Über mehrere Semester haben verschiedene Gruppen von StudentInnen zunächst die betroffenen Menschen selbst zu ihren Erfahrungen befragt, danach Angehörige von Menschen mit Behinderung im Akutkrankenhaus und schließlich PflegerInnen, die im Akutkrankenhaus Menschen mit Behinderung gepflegt haben. Bevor die sehr beunruhigenden Ergebnisse kurz dargestellt werden, soll auf einen besonderen Wert dieser Arbeit hingewiesen werden: Es wurde nicht über Menschen mit Behinderung gesprochen, eine Erfahrung, die diese Menschen leider allzu häufig machen, sondern es wurde mit diesen Menschen gesprochen. Auf diese Weise wurde ihnen eine *Stimme* verliehen. Sie konnten über Erfahrungen berichten, die alle im Krankenhaus Tätigen etwas an-

Caring – ein Stiefkind in der deutschsprachigen Pflegewissenschaft?

geht. Für die StudentInnen war es eine große Herausforderung, Menschen mit Behinderung zu interviewen, wenn diese Menschen aufgrund der Behinderung sprachgestört waren. Dies auszuhalten, sich nicht abzuwenden, sondern danach zu suchen, wie erfolgreich kommuniziert werden kann, war selbst für die StudentInnen, die erfahrene PflegerInnen waren, eine Herausforderung.

Die zentrale Erfahrung, über die diese Menschen berichteten, kann als „verloren sein" bezeichnet werden. Die Menschen fühlten sich im Akutkrankenhaus verloren und haben im Kampf um die Erfüllung einer angemessenen Versorgung verloren. Eine junge Frau mit Ataxie, die erblindet war, sich nur mit Mühen verbal verständlich machen konnte und zudem im Rollstuhl saß, berichtete über ihre Erfahrungen, als sie in ein Akutkrankenhaus aufgenommen wurde. Sie wurde ins Bett gelegt, niemand half ihr, weder beim Waschen, noch bei der Nahrungsaufnahme. Das Essenstablett wurde hereingetragen und genauso wieder abgeräumt. Dieser Zustand änderte sich erst, als ihre Familie nach einigen Tagen aus dem Urlaub zurückkam und sich um sie kümmerte. Auf unsere Frage, wie sie sich gefühlt hat, antwortete diese junge Frau: *„Verloren, verloren."*

Dass Menschen mit Behinderung im Akutkrankenhaus überhaupt diese Erfahrung des „Verlorenseins" aufgrund von dramatischen Pflegefehlern machen, ist erschütternd und erklärt die große Angst von Menschen mit Behinderung vor Krankenhausaufenthalten, über die alle von uns interviewten Menschen mit Behinderung berichteten. Sie haben alle in der Vergangenheit negative Erfahrungen mit Akutkrankenhäusern gemacht, sie wissen, dass der Pflegekomplexität aufgrund der Behinderung nicht entsprochen werden kann. Zudem werden sie nicht als „Experten in eigener Sache" gesehen. Häufig fehlen spezifische Pflegehilfsmittel und es wird diesen Menschen nicht in allen Fällen erlaubt, ihre eigenen Hilfsmittel mitzubringen. Kommt dann noch „Gedankenlosigkeit" des Pflegepersonals hinzu, kann dies für den Menschen mit Behinderung schlimme Folgen haben. So berichtete eine Frau im Interview davon, dass der Toilettenstuhl so weit vom Bett entfernt abgestellt wurde, dass sie ihn nicht erreichen konnte. Auf ihren Klingelruf kam niemand und sie war gezwungen, in das Bett zu urinieren, was für sie eine demütigende Erfahrung war. Ein Vater berichtete im Interview darüber, dass er seiner zehnjährigen Tochter genau diese Erfahrung ersparen wollte. Um zur Toilette gehen zu können, war dieses Mädchen darauf angewiesen, dass ihr jemand half, orthopädische Schuhe anzuziehen, was nicht einfach war. Ihr Vater ging nicht davon aus, dass PflegerInnen sich so viel Zeit nehmen würden. Um dem Kind zu ersparen, in das Bett urinieren zu müssen, war er im Wechsel mit seiner Frau immer anwesend. Er beschrieb sehr genau, wie er sich verhielt, um „auf den Dienstplan" zu kommen und so vom Pflegepersonal geduldet zu werden. Auf die Hilfe von anderen Personen angewiesen zu sein wurde in allen Interviews beschrieben. Eine Frau mit Behinderung nannte dies treffend „Fürsprecher". Verschiedene Personen können „Fürsprecher" sein, wie etwa eine Stationsleitung oder ein Arzt. Wichtig ist, dass sich diese Personen für die Menschen mit Behinderung einsetzen und ihnen zur Seite stehen. So ruft eine Dame, bevor sie im Krankenhaus aufgenommen wird, den Oberarzt der Pädiatrie an, den sie seit vielen Jahren kennt und der sich dann um sie „kümmert". Haben Menschen mit Behinderung im Akutkrankenhaus keine Fürsprecher und keine Angehörigen, dann ist die Gefahr groß, dass sie verloren sind und verloren haben.

„Meine Galle war nach der OP wieder gut, aber laufen kann ich nicht mehr", stellte eine Frau am Ende ihres Krankenhausaufenthaltes fest. Sie war aufgrund ihrer Behinderung darauf angewiesen, mobilisiert zu werden, was nur sehr nachlässig stattgefunden hat.

Es ist sehr wichtig zu verstehen, dass es sich hier nicht um Einzelfälle handelt. Aber warum ist dies so? Niemand wird PflegerInnen unterstellen, dass sie diese Pflegefehler absichtlich begangen haben. Einblicke zeigen hier die Interviews mit den KollegInnen aus den Akutkrankenhäusern. Zu Recht weisen sie auf die schlechten räumlichen Bedingungen hin. Tatsächlich sind in Deutschland vielerorts Krankenhäuser von Barrierefreiheit weit entfernt. In den Interviews wird auch darauf hingewiesen, dass es an spezifischen Hilfsmitteln fehlt und dass die Verkürzung der Verweildauer es kaum möglich macht, überhaupt auf diese komplexen Pflegebedürfnisse zu reagieren. Am schlimmsten aber ist der dramatische Personalmangel in deutschen Krankenhäusern. Dieser lässt es nicht zu, auch nur annähernd die Pflege anzubieten, die auch erforderlich ist. Aber noch ein Phänomen scheint zu diesen Pflegefehlern beizutragen. Die KollegInnen wollen alle „gleich" pflegen, damit alle gut gepflegt sind. Dies steht im Widerspruch zu den komplexen Pflegebedürfnissen von Menschen mit komplexen Behinderungen: Sie sind nicht „gleich".

Die oben angeführten Beispiele aus unseren Untersuchungen zu den Krankenhauserfahrungen von Menschen mit Behinderung zeigen uns deutlich die Grenzen von Care-Ansprüchen. Die Beispiele zeigen auch, dass die *Sorge* für eine gute pflegerische Versorgung eine nicht zu vernachlässigende Aufgabe ist. Es ist wohl das, was Schröck (1988) gemeint hat, wenn sie *Sorge und Care* weniger auf der Ebene der Pflegetheorien sieht, sondern als Gegenstand ethischen Denkens und Handelns.

Wenn dies so ist, dann haben wir den Auftrag, wachsam zu sein und uns berechtigt Sorgen zu machen, wenn wir meinen, dass die pflegerische Versorgung bedroht ist, und dafür zu sorgen, dass dies verbessert wird. Care und Caring so verstanden ist weit mehr als etwa Nähe, geglückte Beziehungen und Anteilnahme, sondern hat ganz klar politische Dimensionen.

Zum Schluss

Ist Caring ein Stiefkind der deutschen Pflegewissenschaft? Wenn Caring als „sorgen, pflegen, helfen, kümmern" verstanden werden kann, dann ist Caring Kernstück unseres beruflichen Handelns und somit unverzichtbarer Gegenstand der Pflegewissenschaft und zwar auf allen Ebenen, der Praxis, der Forschung und der Theoriebildung. Wir müssen verstehen, wann kranke Menschen sagen, dass sie gut gepflegt wurden, dass man sich gut um sie gesorgt hat und wir müssen verstehen, wann dies nicht der Fall ist. Natürlich ist eine „sorgende" Haltung unverzichtbar bei einer so intimen Dienstleistung, wie die berufliche Pflege es ist. Es erscheint mir sehr wichtig, zu empirischen Ergebnissen über Caring in der Pflegepraxis zu gelangen und sich nicht alleine auf „Sollvorstellungen" von Heilslehren zu verlassen, sondern die notwendige Theoriebildung empirisch basiert voranzutreiben. Dies ist sicher eine der Hauptaufgaben der Pflegewissenschaft.

Literaturverzeichnis

Bartholomeyczik, Sabine (2007): Reparaturbetrieb Krankenhaus – DRGs und ihre Auswirkungen aus Sicht der Pflege. In: Dr. med. Mabuse, Zeitschrift im Gesundheitswesen, 32/166, S. 57–60.

Budroni, Helmut/Roser, Jens-Martin/Schnepp, Wilfried (2011): Die Krankenhausversorgung geistig- oder mehrfachbehinderter Menschen. In: Medizin für Menschen mit geistiger oder mehrfacher Behinderung 8, S. 21–29.

Halldorsdottir, Sigridur (1991): Five basic modes of being with another. In: Gaut, Delores/Leininger, Madelaine (Hg.) Caring: The Compassionate Healer. New York: National League for Nursing; S. 37–49.

Moers, Martin/Schaeffer, Doris/Schnepp, Wilfried (2011): Too busy to think? Essay über die spärliche Theoriebildung der deutschen Pflegewissenschaft. In: Pflege 24, S. 349–360.

Schnepp, Wilfried (2001): Familiale Sorge in der Gruppe der russlanddeutschen Spätaussiedler – Funktion und Gestaltung – Proefschrift van de Universiteit Utrecht. Met een samenvatting in het Nederlands. Wetenschappelijke uitgeverij Academia Press, Gent, Belgie.

Schröck, Ruth A. (1988): Forschung in der Krankenpflege: Methodologische Probleme. In: Pflege: die wissenschaftliche Zeitschrift für Pflegeberufe 1, S. 84–93.

Watson, Jean (1985): Nursing: human science and human care – a theory of nursing. New York: National League for Nursing Press.

Über die AutorInnen und Herausgeberinnen

Die Herausgeberinnen

Veronika Kleibel, MAS
Diplomierte Gesundheits- und Krankenschwester, Absolventin des Lehrgangs Bibliotheks- und Informationsmanagement der Donau-Universität Krems, seit 1994 tätig in der Pflegebibliothek am Campus Rudolfinerhaus in Wien.
Kontakt: campus.bibliothek@rudolfinerhaus.at

Mag.ª Catherine Urban-Huser
Diplomierte Gesundheits- und Krankenschwester und Ausbildung zur Stationsleitung in der Schweiz, Ausbildung zur Lehrerin für Gesundheits- und Krankenpflege und Studium der Pflegewissenschaft in Wien. Seit 1999 Pflegelehrerin am Campus Rudolfinerhaus. Schwerpunkte: praktische Anleitung der Studierenden, Praktikumsplanung und -information, Unterricht zu Pflegeprozess und Kommunikation, Praxisseminare, Betreuung von Bachelorarbeiten und -prüfungen.
Vielseitige Praxiserfahrung auf Intensivpflegestationen, auf urologischen und chirurgischen Stationen, sowohl in der Schweiz als auch in Österreich.
Kontakt: c.urban@rudolfinerhaus.at

Die Autorinnen und Autoren

Katja Bruni
Co-Direktorin Pflege und MTTB, UniversitätsSpital Zürich.
Kontakt siehe Rebecca Spirig

Dr. phil. Heiner Friesacher
Pflegewissenschaftler und Dipl. Berufspädagoge, Fachkrankenpfleger für Intensivpflege. Seit mehr als 30 Jahren in der Pflege in verschiedenen Bereichen tätig.

Freier Hochschuldozent. Gründungsherausgeber der Zeitschrift „intensiv" (Thieme Verlag). Gast- bzw. Vertretungsprofessuren für Pflegewissenschaft an der Alice-Salomon Hochschule Berlin und der Universität Bremen von 2006–2009. Aufbau und Leitung einer Abteilung für „Professions- und Qualitätsentwicklung" im Bereich der stationären Langzeitpflege (2009–2014). Experte für den Deutschen Ethikrat in Berlin bei der Anhörung zum Thema „Auswirkungen der Ökonomisierung auf das pflegerische Handeln im Krankenhaus".
Kontakt: heiner@friesachers.de

Prof. Dr. Rebecca Spirig
Direktorin Pflege und MTTB sowie Mitglied der Spitaldirektion, UniversitätsSpital Zürich. Titularprofessorin Institut für Pflegewissenschaft Universität Basel. Promotion zum Doctor in Philosophy an der University of Washington, Seattle. Weiterbildung u. a. zur Clinical Nurse Specialist. 2010 Mitbegründerin und während mehrerer Jahre Präsidentin der IG SwissANP, Verwaltungsratsmitglied des CAREUM Bildungszentrums, Präsidentin der Schweizerischen MS-Gesellschaft sowie Vorstandsmitglied der Schweizerischen Vereinigung der Pflegedienstleiterinnen und -leiter (SVPL). 2001–2015 Mitherausgeberin der wissenschaftlichen Zeitschrift PFLEGE Neben ihrer Tätigkeit in Zürich und Basel ist sie verantwortlich für verschiedene Forschungsprojekte, referiert zu diversen Themen im In- und Ausland und publiziert in internationalen Journals.

Univ. Prof^{in} Helen Kohlen
Lehrstuhlinhaberin für Care Policy und Ethik in der Pflege an der Philosophisch-Theologischen Hochschule Vallendar (PTHV), Adjunct Professorin an der University of Alberta in Kanada und aktuell Gastprofessorin an der University for Humanistic Studies, Utrecht, Niederlande. In ihren Forschungen beschäftigt sie sich mit Care-Praktiken und ihren Transformationen in Pflege und Medizin. Palliative Care und Ethik in der Intensivpflege gehören zu ihren Schwerpunktthemen. Sie ist ausgebildete Krankenschwester und arbeitete in der Intensivpflege, Behindertenpflege sowie in der ambulanten Pflege.

Mirjam Meier, MSC, MPH cand.
Leiterin Stab, Direktion Pflege und MTTB, UniversitätsSpital Zürich.
Kontakt: siehe Rebecca Spirig

Über die AutorInnen und Herausgeberinnen

Philipp Meyer Hänel
Managementforschung und Entwicklung, Direktion Pflege und MTTB, UniversitätsSpital Zürich.
Kontakt: siehe Rebecca Spirig

Margit Partoll
Gesundheits- und Krankenpflegeausbildung am Rudolfinerhaus in Wien, Sonderausbildung für Intensivpflege in Innsbruck, Absolvierung der Weiterbildungen Pflegeberatung, basales und mittleres Management am Rudolfinerhaus. Weiters Ausbildung zur Aromapflegepraktikerin, Weiterbildung Energetische Modelle und Therapeutische Berührung und Abschluss des Internationalen IFF-Palliativlehrgangs. Seit 2013 Stationsleitung im Rudolfinerhaus mit Schwerpunkt Neurologie.
Kontakt: m.partoll@rudolfinerhaus.at

Univ. Prof. Dr. Wilfried Schnepp
Fachkrankenpfleger in der Intensivpflege, Dipl. Pflegepädagoge, Master of Science in Nursing, Gastwissenschaftler an der Hochschule Osnabrück. Promovierung zur „Familialen Sorge" an der Universität Utrecht, Niederlande. Leiter des Lehrstuhls für Familienorientierte und gemeindenahe Pflege sowie das Ph.D/Doktorandenkolleg Pflegewissenschaft an der Universität Witten/Herdecke, Deutschland. Sprecher für die Universität Witten/Herdecke im kooperativen Forschungskolleg FamiLe, das gemeinsam mit der Hochschule Osnabrück durchgeführt wird. Gastdozent in Österreich, Belgien und den Niederlanden.
Kontakt: wilfried.schnepp@uni-wh.de

Dr. phil. Diana Staudacher
Wissenschaftliche Assistentin, Direktion Pflege und MTTB, UniversitätsSpital Zürich.
Kontakt: siehe Rebecca Spirig